NOTICE

SUR

L'EXPLOITATION RURALE

DE MARTINVAST,

PRÈS CHERBOURG ;

PAR M. LE COMTE DU MONCEL,

MARÉCHAL DE CAMP DU GÉNIE,
COMMANDEUR DE L'ORDRE ROYAL DE LA LÉGION D'HONNEUR,
MEMBRE DU COMITÉ DES FORTIFICATIONS, ANCIEN DÉPUTÉ,
MEMBRE DU CONSEIL GÉNÉRAL DE LA MANCHE,
ASSOCIÉ CORRESPONDANT DE LA SOCIÉTÉ ROYALE ET CENTRALE
D'AGRICULTURE
ET MEMBRE DE PLUSIEURS SOCIÉTÉS SAVANTES.

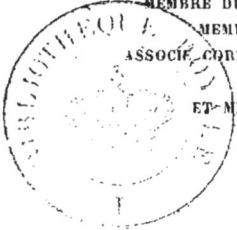

PARIS,

IMPRIMERIE ET LIBRAIRIE DE Mme Ve BOUCHARD-HUZARD,

RUE DE L'ÉPERON, 7.

1845

DESCRIPTION GÉNÉRALE

DE

L'EXPLOITATION RURALE

DE MARTINVAST.

———◆———

Quand j'ai pris possession de la terre de Martinvast, en 1820, elle avait, en totalité, une étendue de
156 hectares; elle était louée en trois petites fermes. Il
ne restait que les réserves du château, qu'on faisait valoir au moyen d'un attelage à quatre chevaux. Il y
avait dix vaches, vingt-cinq moutons et quelques cochons pour la consommation du ménage.

La plus grande partie des herbages qui forment le
parc étaient en labour et formaient cette réserve; une
autre partie était tellement marécageuse, qu'on n'osait
pas la faire pâturer; enfin le reste de ce terrain était

1

couvert de landes que l'on coupait pour le ménage ou pour cuire la chaux.

Le jardin potager était placé devant la façade sud du château et le long de la rivière : de grandes pièces d'eau en faisaient le tour et passaient au centre des basses-cours actuelles ; deux grands corps de bâtiments, tombant en ruines, reliaient l'ancienne tour ou donjon au pavillon ouest du vieux castel.

Une grande digue, de 200 mètres de longueur sur 50 mètres de largeur et 6 mètres de hauteur, barrait la vallée un peu au-dessus de la buanderie actuelle ; elle avait pour objet de retenir les eaux du ruisseau appelé le Doyviet, qui passe près du château, pour faire de ce lieu un véritable château fort.

Le château actuel, bâti, en 1581, par Bertholde du Moncel, était à peu près ce qu'il est aujourd'hui : comme il n'est bon qu'à démolir, je n'ai pas voulu y faire de grandes réparations ; je n'ai cherché qu'à le rendre habitable.

Avec les terres de la digue de retenue et celles du déblayement de la nouvelle route d'arrivée, je suis parvenu non-seulement à remblayer tous ces étangs, mais encore à relever tout le sol des cours de près de 1 mètre, pour me débarrasser des eaux que j'ai rassemblées dans l'étang actuel servant de réservoir pour les moulins. Là j'ai réuni non-seulement toutes les eaux qui entouraient le château, mais encore toutes celles que

j'ai obtenues par les nombreuses saignées souterraines
pratiquées pour opérer les desséchements, et celles
des sources des Perelles et de Laleu : ces dernières eaux,
étant très-belles, ont donné plus de limpidité à celles
du Doyviet, qui étaient toujours troubles. J'ai donc eu,
par ce moyen, de plus belles eaux, placées plus loin de
l'habitation, ce qui est un double avantage.

Pour isoler le château et lui donner des vues qui
manquaient complétement, j'ai été obligé d'abattre
les bâtiments qui le reliaient au vieux donjon, ce qui
m'a forcé de refaire à neuf toutes les basses-cours. Ainsi
donc, à l'exception de cette vieille tour et du château,
tout a été reconstruit à neuf à Martinvast, aussi bien
que les murs du potager actuel; ceux qui étaient devant le château ayant été démolis.

Il n'y avait qu'une seule arrivée très-rapide du côté
de la route de Cherbourg, qui existe encore entre la
boulangerie et le pressoir; maintenant il y en a cinq
bien encaissées, communiquant à toutes les parties de
la terre.

Depuis vingt-cinq ans que je m'occupe d'agriculture,
j'ai fait de nombreux essais, j'ai expérimenté presque
toutes les méthodes qui m'ont paru applicables au pays
que j'habite, j'ai reconnu leurs avantages et leurs inconvénients, et j'ai pu alors faire un choix en connaissance
de cause. A une époque où tant de personnes écrivent
sur l'agriculture sans l'avoir pratiquée, j'ai pensé qu'il

ne serait pas inutile de faire connaître aux propriétaires qui veulent introduire des améliorations dans leurs domaines les perfectionnements que j'ai adoptés après une mûre expérience. Occupé à la fois de ces essais, de mon service, de la construction des fermes et des usines que j'ai élevées, des défrichements que j'ai opérés, je n'ai pas eu le temps de résumer mes idées et de les livrer à la publicité ; aujourd'hui que tout est terminé et que le succès a couronné mes entreprises, je pourrai le faire d'une manière plus complète et avec plus d'autorité.

Le château de Martinvast, chef-lieu de cette exploitation, est situé sur la route départementale de Cherbourg à Briquebec. A 7 kilomètres de distance de ce port, une autre route départementale, partant également de Cherbourg et allant aux Pieux, traverse ces propriétés dans leur partie centrale. Il est donc impossible d'être mieux placé; à cheval sur deux grandes routes, près d'une ville maritime de 25,000 habitants, pouvant, par la mer, recevoir et expédier toute espèce de marchandises, tirant de ce voisinage des sables des varechs et des boues de ville pour augmenter la fertilité du sol, tandis qu'un climat humide, éminemment propre à la production du fourrage, donne les moyens d'augmenter le bétail, j'ai pu concevoir, sans trop de présomption, l'espoir d'appliquer avec succès à cette partie de la Normandie, qui ressemble tant à l'Angleterre, les méthodes nouvelles qui ont poussé l'agriculture au haut point de perfection où elle est arrivée dans ce pays.

Sans doute, il y a encore bien des difficultés à vaincre, bien des changements à opérer pour rivaliser avec l'agriculture anglaise ou belge : les races de chevaux et de bestiaux n'y sont pas aussi parfaites, la population agricole est surtout bien en arrière sous le rapport de l'instruction, de l'ordre et de l'adresse dans les travaux ; mais le sol et le climat sont favorables. On peut donc espérer qu'en suivant les mêmes principes que nos voisins on pourra obtenir des résultats analogues dans un avenir plus ou moins éloigné.

Je fais ces observations préalables pour prévenir les agriculteurs qui voudraient faire une entreprise semblable à la mienne que cette heureuse position m'a été d'un grand secours, et que les améliorations rapides du sol que j'ai obtenues sont dues surtout à la masse des fumiers et engrais étrangers que j'ai pu me procurer.

Mon exploitation rurale est divisée en six fermes : la plus importante se compose des terrains avoisinant le château ; les cinq autres se tiennent et s'étendent dans les communes de Martinvast, d'Octeville, de Nouainville, Sideville et Teurtéville-Hague, arrondissement de Cherbourg.

Il y a dans chaque ferme, pour son exploitation, un maître laboureur conduisant quatre bœufs et deux pou-

lains de deux à quatre ans, un aide laboureur chargé,
en outre, du soin des vaches et jeunes bêtes à cornes,
un chef de main-d'œuvre chargé de la manipulation des
fumiers, de l'irrigation, des prairies, du soin du jardin
et de la direction de tous les ateliers pour les divers travaux agricoles ; enfin une servante pour faire la cuisine, traire les vaches et avoir soin des cochons et de la
basse-cour. Il y a, en outre, dans chaque ferme, un
charretier conduisant un attelage de quatre juments
poulinières, pour apporter du dehors tous les engrais
qu'on peut en tirer, tels que sable de mer, varechs,
fumier de ville, chaux, terreaux, etc. Ce même attelage est encore employé à charrier à la ville les bois
que je fais abattre, chaque année, de mes taillis et les
produits de mes diverses usines.

Chacune des fermes de Laleu, de Belle-Feuille, du
Mont-du-Roc et du Houx-Percé est composée à peu près
de 27 à 50 hectares de labour et de 10 à 12 hectares
d'herbages ou prairies; en moyenne, de 40 hectares : la
ferme du château, de 55 hectares en labour et de 60 en
herbages ou prairies; celle de Teurtéville, de 20 hectares : en totalité, 275 hectares en labour et prairies,
et 246 hectares en bois taillis ou de haute futaie. La
totalité de l'exploitation rurale de Martinvast est donc
de 521 hectares.

Outre l'exploitation directe, sans fermiers, de cette
grande étendue de terrain, je fais valoir trois moulins

à blé montés à l'anglaise, trois huileries, un moulin à tan, une féculerie, une amidonnerie et une distillerie.

Ces usines agricoles contribuent singulièrement à la prospérité de mon agriculture, et, d'un autre côté, ces mêmes usines tirent un grand avantage de l'exploitation rurale, qui leur fournit les moyens de transport et une partie de la main-d'œuvre qui leur est nécessaire, en même temps qu'elle emploie, dans d'autres temps, les ouvriers des usines qui se trouvent momentanément sans occupation. C'est à cette association que je dois la prospérité croissante de la partie agricole et industrielle de cette exploitation ; sans les usines, je n'aurais pu obtenir, en si peu de temps, la fécondité de mes défrichements, et, sans les nombreux attelages dont je puis toujours disposer, je n'aurais pu subvenir aux transports considérables qui se présentent souvent à la fois, pour l'approvisionnement des usines et l'écoulement de leurs produits.

Le personnel de l'exploitation se compose ainsi qu'il suit :

Administration.

1° Un inspecteur chargé de résumer et de vérifier tous les comptes de la surveillance générale et de la correspondance particulière. 1

A reporter. 1

Report. 1

2° Un régisseur tenant la caisse, chargé de l'approvisionnement des usines et de la vente de leurs produits. 1

3° Un directeur de l'agriculture et un directeur des usines. 2

4° Un teneur de livres à Martinvast, un commis aux écritures, un garde-magasin à Martinvast. 3

5° Un garde-magasin à Cherbourg. 1

TOTAL. . 8

Agriculture.

1° Un contre-maître de l'agriculture marquant les journées et suppléant le directeur. 1

2° Deux chefs d'atelier à Martinvast, un à Mont-du-Roc et un au Houx-Percé. 4

3° Deux gardes de propriétés prenant également la note du travail. 2

4° Huit domestiques spéciaux, savoir : un vacher, un berger, un batteur en grange, un jardinier, un pépiniériste, un boulanger, un ramasseur des boues de ville à Cherbourg, et un domestique chargé, à Martinvast, de la manipulation des fumiers, de la porcherie et du nettoiement des cours. 8

A reporter. 15

Report. 15

5° Cinq maîtres laboureurs conduisant chacun un
attelage de bœufs et cinq aides. 10
6° Cinq charretiers d'un à deux chevaux, conduisant ceux employés à l'agriculture. 5
7° Sept servantes employées dans les fermes, et
quatre domestiques pour remplacer les malades
et faire toute espèce d'ouvrage. 11

TOTAL. . 41

Entreprises de transport.

Six charretiers pour les grandes voitures des usines. 6
Onze pour les transports de la marine. . . . 11
Un surveillant et une servante. 2

TOTAL. . 19

Ouvriers pour l'entretien des usines et des instruments d'agriculture.

Deux charpentiers. 2
Deux charrons. 2
Deux menuisiers. 2
Un tonnelier. 1
Un ajusteur. 1
Deux forgerons. 2

TOTAL. . 10

Usines.

Trois contre-maîtres pour les huileries et féculeries.	3
Douze huiliers.	12
Six meuniers.	6
Deux amidonniers.	2
Huit féculiers.	8
Un meunier à tan.	1
Un épurateur.	1
Deux magasiniers de Cherbourg.	2
Une servante à Sideville.	1
TOTAL. .	36

Résumé.

Administration.	8
Agriculture.	41
Entreprises de transport.	19
Ouvriers en fer et en bois.	10
Usines.	36
TOTAL GÉNÉRAL. .	114

Outre tout ce personnel, qui est à l'année, je suis encore obligé d'employer de quinze à vingt journaliers pour les divers travaux de l'agriculture et des usines, de vingt à trente femmes, et de dix à quinze enfants de douze à quinze ans.

On remarquera que, pour l'agriculture, il y a trente-quatre domestiques et sept servantes employés; la culture est donc faite dans la proportion de 8 hect. par homme. Quand on pense à tout le travail que comporte l'agriculture perfectionnée, et surtout la culture en grand des racines, on verra qu'il y a moins de domestiques proportionnellement chez moi que dans la plupart des fermes du pays.

Le bétail de l'exploitation s'est accru en proportion de l'augmentation de fertilité du sol; maintenant il est composé comme il suit :

Chevaux de trait.	68
Jeunes chevaux attelés avec les bœufs. .	10
Poulains et pouliches.	6
Bœufs de travail.	20
Taureaux et vaches laitières.	46
Élèves, bêtes à cornes et veaux. . . .	40
Moutons.	212
Béliers et brebis.	60
Cochons.	120

Il sera encore plus nombreux dans quelques années en suivant la proportion ascendante qui a lieu tous les ans, mais j'aime mieux avoir trop peu de bétail que d'en être surchargé; c'est principalement en poulains et pouliches que je veux augmenter la production. Maintenant que le prix des chevaux est plus élevé, il pourra y avoir quelques bénéfices à faire des élèves; j'ai, en conséquence, acheté, cette année, un bel étalon et plusieurs belles juments poulinières dont j'espère retirer de bons produits.

Le service général est concentré à Martinvast. Les ateliers des ouvriers en bois et en fer y sont réunis pour réparer les usines, charrues, charrettes et tout ce qui concerne l'agriculture. Tous les magasins pour le bétail s'y trouvent rassemblés, et c'est là que, tous les dimanches au matin, la distribution de l'avoine, du son, du tourteau, du pain, etc., est faite aux attelages pour la semaine qui commence; seulement dans chaque ferme sont emmagasinés les fourrages, les racines, etc., qui ne sont pas d'un facile transport et qui sont produits directement par chacune d'elles.

Presque tout mon personnel est nourri à mon compte sur les lieux où il est employé. On pourrait croire, au premier coup d'œil, que la journée de nourriture me revient beaucoup plus cher que si tout le monde était réuni : sans doute elle coûte quelque chose de plus, mais c'est peu de chose; car il y a dans toutes les fermes un jardin, lequel est cultivé par les domestiques de la ferme, qui en trouvent toujours le temps, parce qu'il est dans leur intérêt qu'il soit toujours bien approvisionné de légumes. Il n'y a qu'à Martinvast, où cinquante domestiques et ouvriers se trouvent habituellement nourris, que le jardin est cultivé par un jardinier; encore

fait-il autre chose. A l'exception du pain, tous les co-
mestibles, tels que viande, graisse, beurre, pois, ha-
ricots, sel, etc., sont rationnés et délivrés le samedi soir
pour la semaine qui suit; aussi le prix de revient de
la journée ne s'élève-t-il, en moyenne, que de 70 à
75 c. : le pain est toujours fait de pur froment.

J'insiste sur ce résultat de mon expérience, parce que
j'ai vu bien des propriétaires qui ne voulaient pas faire
valoir parce qu'ils étaient effrayés de la dépense de la
nourriture des domestiques de ferme et surtout d'avoir
plusieurs ménages : il ne faut qu'un peu d'ordre pour pa-
rer aux inconvénients qui paraissent en résulter, c'est de
se rapprocher, autant que possible, des procédés en usage
pour la nourriture du soldat; c'est ce que j'ai fait, et je
m'en trouve très-bien. J'ai huit ménages administrés par
autant de servantes, qui soignent chacune, en outre,
de dix à douze cochons, toute la volaille, traient les vaches ou font d'autres ouvrages indispensables, de telle
manière que la soupe, qui est à peu près la seule cuisine
de la campagne, se trouve faite presque sans frais. Il ne
faut donc pas être arrêté par ces petites considérations:
ce n'est pas 8 ou 10 centimes de plus par jour que
peut coûter la nourriture des domestiques disséminés
qui font qu'une exploitation agricole ne peut se soute-
nir; c'est presque toujours par le manque d'engrais et
de capitaux, par les mauvais assolements et le défaut
d'instruction en agriculture, que beaucoup de proprié-

taires qui ont voulu faire valoir leurs domaines n'ont pas réussi.

Que les propriétaires qui ont plusieurs fermes qui se touchent ne soient pas arrêtés par l'inconvénient d'avoir plusieurs petits ménages : je pense qu'il y a plus d'avantage à faire valoir trois fermes de 40 hectares chacune, laissant le personnel et le matériel de chaque ferme au milieu de l'exploitation, que de réunir le tout dans une seule; car, si on a quelques petits frais de plus pour ces ménages, que sont-ils en comparaison des grands avantages d'avoir les attelages à proximité de toutes les parcelles de terre, d'y transporter facilement, sans perdre de temps, les fumiers, de rentrer les récoltes, d'être rendu beaucoup plus promptement sur les terres qu'on veut labourer et d'en être plus promptement revenu?

Après avoir ainsi donné un aperçu de l'exploitation en général, je vais en faire connaître les principaux détails; je la diviserai en quatre chapitres :

Le chapitre Ier, intitulé *culture*, fera connaître tout ce qui est relatif à la culture des terres proprement dite et à la confection des engrais.

Le chapitre II traitera de tout ce qui concerne le bétail.

Le chapitre III, sous le titre d'*usines agricoles*, donnera la description succincte de toutes les fabrications que j'ai jointes à l'exploitation rurale.

Le chapitre IV traitera de la comptabilité de toutes les branches de cet établissement, et fera voir comment toutes les parties se lient et se contrôlent pour donner, au moyen de la comptabilité en parties doubles, des résultats certains.

CHAPITRE PREMIER.

CULTURE.

ARTICLE PREMIER.

Défrichement de 120 hectares de bois et landages , et de 40 hectares de terrains marécageux convertis en terres de labour et en prairies.

C'est sans doute une de mes plus importantes améliorations. Par l'acquisition que j'avais faite du bois du Mont-du-Roc, de la lande de Hardinvast et plusieurs autres propriétés, je me trouvais en jouissance d'une étendue considérable de terrains qui rapportaient très-peu : je résolus donc de mettre en culture tous ceux que j'y jugeai propres, et de repeupler les hauteurs ainsi que les terrains en grande pente qui ne pouvaient produire que du bois. J'obtins l'autorisation nécessaire du ministre des finances, et je commençai mes travaux. Tous les terrains susceptibles d'irrigation ont été mis en herbe, et tous les autres en labour. Les pierres, en très-grand nombre, sortant de ces défrichements ont servi à faire de belles routes d'accession pour l'exploitation des fermes anciennes et nouvelles, sur une longueur de près de 2 lieues; les autres ont été employées à faire des dalles ou pierrées pour assainir les terrains humides, en procurant un écoulement facile à toutes les eaux souterraines.

La majeure partie des terrains que j'exploite proviennent de mes défrichements; je les ai commencés en 1822 et terminés en 1832; depuis huit ans seulement, ils produisent des récoltes dans le cas de donner des produits nets plus ou moins considérables; car, dans les premières années, à cause des frais extraordinaires qu'il m'a fallu faire pour les engraisser, ils ne m'ont donné que des pertes.

Il y a, à la vérité, quelques terrains privilégiés provenant de desséchements d'étangs, de marais, de relais de mer semblables aux polders de la Hollande qui produisent une série considérable de bonnes récoltes sans engrais, mais les défrichements de bois ne sont pas dans ce cas-là, et je conseille à ceux qui feront de ces sortes d'entreprises d'admettre, au contraire, comme certain qu'il faudra faire de grandes dépenses en engrais et en amendements calcaires pour former un nouveau sol susceptible de donner de bons produits.

Quand un terrain est défriché à une profondeur de 40 centimètres, qu'il est parfaitement dressé et qu'on vient à l'ensemencer pour la première fois, la semence

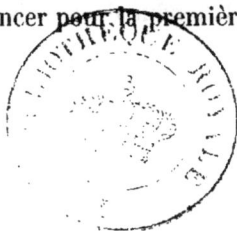

2

lève très-inégalement ; dans un point, elle est très-épaisse et vient très-bien, ce sont les parties remblayées où la terre végétale se trouve accumulée : dans les déblais, en revanche, il ne vient rien du tout. On conçoit tout le temps et tous les soins qu'il faut prendre pour rendre ces terrains homogènes et pouvant rapporter partout une bonne récolte. Jusqu'à ce qu'ils soient parfaitement naturalisés, leurs produits ne payent que difficilement les frais de culture.

On arrive assez facilement à dresser et à labourer un sol planté en bois ou en bruyères. Je dirai comment je suis parvenu à exécuter mon dernier défrichement, qui compose la ferme du Houx-Percé. Ce taillis, que je voulais défricher, contenait 40 hectares ; les coupes, dont les plus âgées avaient vingt ans et les plus jeunes dix, occupaient environ les trois cinquièmes du bois ; les deux autres cinquièmes ne produisaient que des landes et bruyères : c'étaient les parties supérieures.

Je fis arrangement avec un entrepreneur ; je lui vendis la superficie du bois, racines comprises, pour la somme de 14,000 francs, payables en six ans, à raison d'un sixième chaque année. Il devait me livrer aussi, chaque année, la sixième partie du terrain, défriché à 40 centimètres de profondeur, parfaitement dressé et prêt à y mettre la charrue. Ce marché a été exécuté très-exactement ; au bout de six ans, la charrue marchait dans toute l'étendue de ce bois, devenu la ferme du Houx-Percé. Avec les 14,000 francs provenant de la superficie vendue, j'ai fait construire la majeure partie des bâtiments de la ferme, les haies et fossés qui séparent les différents enclos ; enfin les chemins d'accession, lesquels ont été encaissés soigneusement avec les pierres provenant des défrichements et que je m'étais réservées par le même marché.

Si on estimait la valeur actuelle de cette ferme et qu'on ne calculât que son prix d'achat et les dépenses faites pour constructions, chemins et fossés, sans doute le résultat serait très-beau et très-encourageant pour exécuter des défrichements; mais il n'en est pas ainsi, tant s'en faut. Il en coûte beaucoup plus pour amener cette terre brute de l'état où l'a mise le premier défrichement, à celui où elle doit être pour rapporter des récoltes pleines et entières, les seules qui donnent un véritable produit net ; car toutes les récoltes médiocres non-seulement ne donnent pas de produit, mais encore se soldent souvent en perte.

Je suis parvenu néanmoins, à force de soins et d'engrais, à rendre tous mes défrichements productifs ; mais il y a vingt-trois ans que j'ai commencé ce grand travail, et, en outre de tous les fumiers faits dans les fermes, j'ai fait venir une quantité considérable de boues de ville, de sable de mer, de varechs, de chaux, etc.

Je suis bien aise de donner ces détails aux jeunes agriculteurs qui ne voient dans les défrichements que

la première dépense pour changer un bois ou un lan-
dage en terre arable. Dans l'origine, je regardais cette
opération comme la plus coûteuse, l'expérience m'a
détrompé ; j'ai réussi complétement dans mes entreprises, j'obtiens de belles récoltes et j'ai de belles prairies où je n'avais auparavant que des bois dévastés, car
les bois du Mont-du-Roc et du Houx-Percé, qui appar-
tenaient à la caisse d'amortissement, étaient dans l'état
le plus déplorable quand ils m'ont été vendus. Mais je
dois dire que ces améliorations n'ont pas été faites sans
frais et que, sans le voisinage de la mer et d'une ville
populeuse, au lieu des beaux résultats que j'ai obtenus,
j'aurais fait, en définitive, une opération peu profitable.
On voit donc quelle réserve on doit apporter dans ces
sortes d'entreprises. Les défrichements des marais et
leur conversion en prairies donnent de très-bons résultats et à meilleur marché : l'eau supplée à une grande
partie des engrais qu'on est obligé de mettre dans les
terres arables, et le pâturage des bestiaux sur ces terrains avance encore leur naturalisation ; tandis que les
récoltes en fourrages sont moins casuelles que celles
des terres en labour.

La plus grande partie du sol arable, aux alentours
du château, repose sur une couche de glaise absolument
imperméable ; aussi il y avait une quantité de petites
sources qui rendaient le terrain fangeux et même dan-
gereux pour les bestiaux, qui y restaient quelquefois

embourbés. J'ai fait ouvrir des rigoles souterraines pour l'égouttement de ces sources ; j'ai fait placer en même temps, au fond de ces rigoles et sur la glaise, des dalles recouvertes de pierres cassées, et les ai fait remplir de terre. Ces espèces de saignées ne se bouchent jamais, tandis que les dalles de 20 centimètres de largeur, faites avec deux rangs de grosses pierres recouvertes par une troisième, se trouvent souvent obstruées par des éboulements de terre ou par d'autres causes. Il faut aussi, autant que possible, faire ces rigoles profondes, parce que, dans l'été, lorsqu'il y a une assez grande épaisseur de terre, les terrains au-dessus de ces saignées souterraines prennent moins le sec et produisent plus d'herbe ; elles écoulent mieux aussi les eaux. Cette opération, que j'ai exécutée dans toutes les parties de la terre qui en avaient besoin, a augmenté considérablement le cours d'eau qui fait mouvoir les usines de Martinvast, en même temps que tous les terrains ont été parfaitement assainis.

ARTICLE 2.

Établissement de pépinières, d'arbres de toute espèce, et principalement d'arbres verts.

Pour repeupler tous mes bois, et principalement le bois du Mont-du-Roc, qui avait été dévasté, ainsi que je l'ai déjà dit, pendant qu'il appartenait à l'État, et aussi pour faire toutes les plantations du parc et garnir les haies vives que j'ai fait élever dans tous mes défrichements pour les clore, j'ai établi plusieurs pépinières assez importantes, où j'élève tous les arbres du pays et tous les arbres verts qu'on peut cultiver avec avantage, soit pour l'utilité, soit pour l'agrément. C'est là que j'ai pris, chaque année, tous les arbres dont j'ai eu besoin, tandis que j'en ai vendu des quantités considérables à toutes les personnes qui ont fait des plantations. Presque tous les arbres verts qui se sont si répandus dans l'arrondissement depuis quelques années sont sortis de ces pépinières. Quant au pin maritime, j'ai reconnu qu'il ne fallait pas le replanter, mais le semer toujours : il est difficile à la reprise et ne vient jamais aussi bien. J'en ai semé dans les parties claires des coupes du Mont-du-Roc, et il a rattrapé les jeunes pousses au point de les dépasser et de leur nuire. J'insiste sur ce résultat, qui donne un moyen bien simple d'augmenter le revenu des bois trop clairs.

ARTICLE 5.

Culture en grand de la pomme de terre, au moyen de la charrue à double versoir et de la houe à cheval pour sarcler dans les lignes.

Lorsque je commençai mes défrichements, en 1822, je pensai que c'était à la culture de la pomme de terre

que je devais surtout m'attacher : je savais tout le parti
que le célèbre Thaër en avait tiré dans la ferme modèle
qu'il a créée sur les bords de l'Oder. Ainsi donc je ne
craignis pas d'augmenter beaucoup cette culture, qui
était alors très-bornée dans le pays. C'est de cette époque qu'elle a commencé à s'étendre au point d'être aujourd'hui une des cultures les plus importantes de
l'arrondissement. On a reconnu qu'avec la charrue à
double versoir et la houe à cheval pour sarcler, on pouvait facilement butter et nettoyer la terre, et qu'il n'y
avait aucun produit agricole qui, sur un même espace,
donnàt plus de substance nutritive, soit pour l'homme,
soit pour les animaux.

Voyant que cette culture prenait dans l'arrondissement une extension toujours croissante, puisque non-
seulement on vend à Cherbourg de dix à douze mille
cochons engraissés aux pommes de terre pour la marine royale et le commerce, mais qu'on embarque
encore une grande quantité de ces tubercules, je me
suis résolu, il y a trois ans, à profiter de la chute d'eau
du moulin à blé à l'anglaise de Martinvast, qui est,
dans l'hiver, plus que suffisante pour faire marcher en
même temps une féculerie. Par ce moyen, je puis ex-
traire toute la fécule non-seulement de ma récolte de
pommes de terre, qui s'élève à 5,000 ou 6,000 hectol. environ, mais encore de 10,000 à 15,000 autres
que j'achète dans le pays. De cette manière, outre les

bénéfices de fabrication, je me procure une quantité considérable de résidus, qui, servant à la nourriture du bétail en hiver comme en été, augmentent encore la masse des fumiers. Je donnerai quelques détails sur cet article en parlant, plus bas, de la féculerie.

ARTICLE 4.

Introduction du trèfle incarnat et de la vesce d'hiver pour fourrage artificiel précédant la culture des navets, betteraves et sarrasin.

Les navets, le colza ou le sarrasin se semant au mois de juillet, j'ai pensé qu'on pouvait obtenir, entre la récolte des céréales et ces cultures, une récolte de fourrage artificiel qui serait d'un grand secours par l'augmentation des moyens·de nourriture qu'elle fournirait. J'ai alors choisi le trèfle incarnat et la vesce d'hiver comme étant d'une réussite facile, d'autant plus que ces fourrages sont précoces et précèdent ordinairement de quinze jours à trois semaines le grand trèfle rouge appelé *tremaine* dans le pays. Ce fourrage, dont j'ai introduit la culture, il y a douze ans environ, a été promptement adopté par beaucoup de cultivateurs, qui s'en trouvent très-bien. L'expérience m'a appris qu'il y a tout avantage à semer ensemble ces deux fourrages. On sème la vesce d'hiver la dernière, afin de donner au trèfle incarnat, qui se développe bien moins vite, assez d'avance pour ne pas être étouffé par la vesce : alors ces deux plantes poussent ensemble, et le trèfle incarnat, qui s'élève très-droit, appuie la vesce, qui a de la disposition à ramper, et lui sert de tuteur. Il résulte de ce mélange un fourrage excellent qui prend beaucoup de hauteur, devient très-serré et, par conséquent, donne une abondante récolte. Je ne puis trop recommander cette pratique.

On peut faire encore une dragée composée de criblures de divers grains, principalement d'avoine et de seigle, qu'on peut couper de bonne heure, au printemps. La semence n'ayant que très-peu de valeur, ce fourrage n'est pas cher; mais il n'est bon à être mangé qu'en vert.

ARTICLE 5.

Culture des carottes et panais.

Ces cultures sont peu pratiquées dans le département de la Manche; il est vrai que la pomme de terre les remplace en grande partie, mais ce n'est cependant pas la même chose; ces racines peuvent être données crues à tous les animaux sans danger, tandis qu'il n'en est pas ainsi de la pomme de terre, qui ne peut servir, avec avantage à leur nourriture, que lorsqu'elle est cuite : c'est surtout la culture de la carotte blanche à collet vert que je recommande. On peut obtenir, dans un sol bien

préparé, 750 hect. par hectare; en admettant le poids de
l'hectolitre à 60 kil., c'est donc 45,000 kil. représentant
15,000 kil. d'excellent foin sec. Est-il un produit plus
avantageux, surtout quand on examine que tout le bétail, sans distinction, mange la carotte avec avidité?
Rien ne convient mieux aux chevaux; on engraisse les
bêtes à cornes avec facilité; les vaches laitières donnent
du lait en abondance et de bonne qualité; on engraisse
aussi les cochons, mais c'est pour les chevaux exclusivement que je fais cette culture; elle est à la fois la plus
économique et la meilleure. Les chevaux fatigués ou
poussifs reprennent de la chair et de l'énergie; c'est
une vraie métamorphose.

Les panais ont les mêmes avantages que la carotte; ils
résistent même mieux aux gelées; ils sont plus faciles à
conserver; les chevaux et les bêtes à cornes en sont également friands; ce sont les mêmes frais et la même culture; j'en fais comparativement tous les ans, mais je
reconnais la supériorité de la carotte pour le produit,
qui est toujours plus considérable. J'attribue ce résultat à ce que les fanes des panais, poussant plus vigoureu-
sement, couvrent tout l'espace qui existe entre les lignes, de telle sorte que les racines, moins soumises aux
influences atmosphériques, prennent moins de dévelop-
pement.

ARTICLE 6.

Culture de la betterave.

La carotte a le désavantage de ne pouvoir pas se re-
piquer, tandis que la betterave peut subir avec avantage
cette transplantation. La betterave ne vaut pas la carotte comme aliment ; elle est moins nourrissante à
poids égal ; les chevaux et les cochons ne s'en soucient
guère ; les bêtes à cornes et les moutons la mangent
bien : c'est pour eux seuls que je la cultive, et ce n'est
qu'en deuxième récolte.

Aussitôt que les premiers fourrages artificiels, com-
posés de vesce d'hiver et de trèfle incarnat, sont coupés,
je donne un labour pour peler la terre et l'ameublir ;
huit jours après, je repique les betteraves absolument
comme les choux, ayant soin de ne pas épargner le fumier. J'obtiens des betteraves très-belles et de forme
arrondie. La récolte peut rivaliser, si l'été est un peu
pluvieux, avec les récoltes semées sur place.

ARTICLE 7.

Culture des navets.

La culture des navets est le pivot de l'agriculture bri-
tannique ; les Anglais donnent à la terre une préparation
très-coûteuse ; dès l'automne, ils donnent des labours. La

terre est amenée à un état de propreté et de division extrême; alors ils enterrent des lignes de fumier sur le milieu desquelles on sème au semoir les navets. Sans doute ils deviennent très-beaux; mais, quand on compte les frais, on voit qu'ils sont au moins égaux à ceux que l'on fait pour la carotte, et plus considérables que ceux qu'exige la betterave, et, dans ma pratique, je n'ai jamais trouvé que le produit en approchât. J'ai donc abandonné ce mode de culture; mais, comme les navets ont la propriété de pouvoir être semés en juillet et de donner encore une bonne récolte, qu'ils exigent peu de sarclages, la terre pouvant être bien nettoyée à cette époque, je les sème sur les terres qui ont produit une récolte d'hivernage, immédiatement après que la betterave est repiquée et les sarrasins semés.

Je regarde la culture des récoltes-racines, en général, comme le plus grand moyen de perfectionnement de l'agriculture : c'est par cette culture, parfaitement exécutée, que, dans l'Angleterre, la Belgique et une partie de l'Allemagne, on a amélioré considérablement tous les sols auxquels elle a été appliquée. Il n'y a que la culture en lignes qui soit améliorante et qui donne de grands produits; j'ai fait, à cet égard, tous les essais possibles, et il faut en venir à la culture en lignes avec le semoir et aux sarclages exécutés avec la houe à cheval ou avec une petite charrue dite cultivateur qui bine la terre dans les rangs en même temps qu'elle détruit les ordures. En un mot, il faut que la terre reste propre et soit toujours meuble ; les sarclages sans binage ne rempliraient que très-imparfaitement cet objet et rendraient ces récoltes plus coûteuses qu'elle ne doivent l'être.

J'ai acheté, à Londres, un semoir pour ces récoltes-racines dont je suis très-satisfait. J'ai semé, avec cet instrument, non-seulement les betteraves et les navets, mais encore la graine de carottes, qui offre tant de difficultés, en la mêlant avec du son, pour qu'elle ne lève pas trop épais ; j'ai également bien semé ces graines avec le semoir Hugues.

Je veux, avant de quitter les récoltes-racines, faire une observation sur la manière de les conserver : le grand espace qu'elles exigent ne peut se trouver dans les rez-de-chaussée des fermes, qui suffisent à peine pour le bétail ; d'un autre côté, elles ne sont pas aussi faciles que le foin et les fourrages, en général, à placer dans les greniers. Il faut donc avoir recours aux silos ou tombes recouvertes avec de la paille et de la terre ; il faut seulement avoir soin d'entourer ces tombes de petites rigoles, afin que, les eaux étant plus basses que le sol où sont placées les racines, elles ne puissent jamais les atteindre.

ARTICLE 8.

Introduction de la faux au lieu de la faucille dans la récolte des céréales.

J'ai introduit, dès le commencement de mon exploitation, l'usage de la faux pour les céréales, au lieu de la faucille. J'ai été obligé de faire venir de Caen des faucheurs, et j'ai eu de la peine, dans le commencement, à en former; cependant, comme j'y ai mis beaucoup de ténacité, j'y suis parvenu, et maintenant tous ceux que j'emploie ont appris chez moi. Cette méthode fait gagner 50 pour 100 sur la main-d'œuvre, et l'on obtient encore un résultat plus avantageux, sous le rapport de la quantité de paille et de fourrage qu'on obtient; la faux rasant de beaucoup plus près, on obtient une quantité de paille que j'estime environ au dixième de toute la paille; et, lorsque les terres sont sales, ce qui arrive encore assez souvent dans ce pays-ci, alors il y a de l'herbe dans le pied des céréales qui augmente encore la quantité et la qualité du fourrage. Comment une méthode aussi avantageuse, que je pratique depuis quinze ans, ne s'est-elle pas répandue dans cet arrondissement? C'est que la petite culture y domine, et que beaucoup de propriétaires ont intérêt eux-mêmes à ne pas faire disparaître ce qu'on appelle ici *le mois d'août*, qui se paye *double*; que ceux qui font valoir en grand retien-

nent ce qu'ils appellent des journées d'honneur, en
compensation des labours ou des autres services qu'ils
ont rendus à la petite propriété ; qu'enfin on a gé-
néralement, dans le pays, de la répugnance pour toute
méthode nouvelle.

J'ai vu fonctionner la sape dans le département du
Nord : cette méthode, meilleure que la faucille, ne vaut
pas la faux ; elle rase de moins près et fait moins d'ouvrage.

ARTICLE 9.

Introduction de la machine à faner.

Il y a dix ans environ, j'ai importé de l'Angleterre
la machine à faner. C'est une des meilleures et des plus
ingénieuses machines de l'agriculture perfectionnée.
Elle fonctionne parfaitement bien , secoue le foin bien
mieux que les faneurs. Jamais il ne reste de mèches de
foin privées de l'action du soleil. La force de la projec-
tion en écarte toutes les parties, de telle manière qu'il
est également sec partout ; elle peut, par cette circon-
stance, occasionner un certain déchet, mais c'est à
l'avantage de la qualité : il n'y reste plus de poussière.
Le seul inconvénient de cette machine, c'est que, dans
les prés coupés de ruisseaux, la machine roule avec
quelque difficulté, et, dans ceux où il y a trop d'herbes,

elle est sujette à s'engorger ; elle fait l'ouvrage de dix faneurs au moins.

C'est surtout pour épandre la première fois les andains que cette machine est incomparable ; alors il n'y a pas de déchet, et il est impossible de faire à la fourche un aussi bon ouvrage.

ARTICLE 10.

Conservation en meules des fourrages et des céréales.

En augmentant les produits de la terre par l'augmentation des engrais, on arrive bientôt à ne pouvoir loger dans les bâtiments tous les fourrages et toutes les céréales. Alors il faut bien recourir aux grandes meules, qui conservent mieux le fourrage, il faut en convenir, lorsqu'elles sont bien faites et ne prennent pas l'eau. Il faut dire aussi que cette méthode de mettre les récoltes à l'abri est plus chère est moins commode, surtout en ce qui concerne les fourrages, par la raison 1° qu'il en coûte pour faire les meules ; 2° que les frais de transport sont plus considérables, parce que les voitures chargent un bien plus grand poids en foin bottelé que non bottelé ; 3° qu'il y a toujours, à la surface des meules, un léger déchet ; 4° qu'enfin, dans une grande exploitation où il y a plusieurs charretiers pour rationner les chevaux, il faut faire botteler de nouveau la meule pour la livrer à la consommation , ou la couper avec des couteaux, ce qui donne beaucoup d'embarras pour rationner les chevaux et éviter les abus.

Quant au blé, il n'y a pas d'autre inconvénient que de faire la meule, de la défaire et de la transporter à la grange; ce sont seulement quelques frais de plus.

Malgré les inconvénients que je viens de signaler, on doit recommander ces méthodes, qu'on est d'ailleurs obligé d'employer souvent, faute de logement ; mais je conseille beaucoup de réserver, pour être mise en meules, l'herbe la plus grosse et la moins bonne, qu'on destine, d'ailleurs, ordinairement aux vaches et élèves bêtes à cornes. De cette manière, on évitera le principal abus que j'ai signalé, le gaspillage du foin par les charretiers; car, lorsqu'il n'y aura que le vacher qui coupera à même la meule pour les bestiaux confiés à ses soins, on y établira facilement de l'ordre. Un autre avantage, c'est que les foins dont je parle étant plus difficiles à sécher, on peut les mettre plutôt en meules que s'il fallait les rentrer dans un grenier; on gagne ainsi sur la main-d'œuvre et on court moins le risque d'avoir du foin échauffé ou moisi.

Quand on peut néanmoins avoir assez de logement pour rentrer tous les fourrages, c'est encore ce qu'il y a de plus commode, et, dans les constructions que l'on fait, on doit toujours les élever à 8 ou 10 mètres, pour avoir des emplacements pour cet usage. Il en coûte peu pour élever au-dessus d'un rez-de-chaussée 4 ou 5 mètres de maçonnerie, qui procurent un logement considérable; il n'y a réellement à payer que cette maçonnerie et un plancher, qu'on peut faire souvent même en perches, puisque la charpente et la couverture ne coûtent rien de plus.. C'est d'après ces principes que j'ai construit, au-dessus de la charreterie et des étables à vaches, de vastes logements pour servir de granges et de greniers à fourrages.

ARTICLE 11.

Engrais de toute espèce.

Faire de bons engrais et en quantité, voilà le point le plus difficile de toute agriculture. Quand on a des engrais suffisamment, on a de bonnes récoltes et, par conséquent, des profits : le contraire arrive quand les engrais manquent. Il semble, au premier coup d'œil, que le problème peut se résoudre facilement ; cependant il est tellement complexe, que les meilleurs esprits y échouent ; car il ne s'agit pas d'amasser une quantité considérable de fumier à tout prix, il faut que le prix de revient soit tel, que les récoltes qu'il fait pousser puissent le payer : d'ailleurs on ne trouve même que rarement, et dans quelques circonstances exceptionnelles, à en acheter pour de l'argent ; on doit le produire dans son exploitation, et, pour cela, il faut des fourrages ou autres matières végétales qu'on puisse faire consommer par les bestiaux, qu'on doit regarder comme, des machines nécessaires pour faire cette conversion.

Pour qu'une exploitation soit en progrès, il faut que, chaque année, la masse des fumiers augmente , parce. qu'alors, les récoltes suivant la même progression, on. obtient, pour l'année suivante , par suite d'une plus grande consommation de fourrages, une plus grande masse de fumiers, qui reproduit le même effet.

Si, au lieu de suivre cette marche, on agit comme certains fermiers qui cherchent à tirer surtout du sol non pas des fourrages, mais du blé et autres produits très-épuisants, alors, à chaque récolte, les terres, se trouvant amaigries, donnent des récoltes décroissantes : ces fermiers sont promptement ruinés, et la terre arrive dans un tel état, qu'il faut des dépenses extrordinaires pour la remettre. Voilà ce qui explique comment tant de personnes ne font que des pertes à faire valoir leurs propriétés.

Pénétré du principe qu'il faut, avant tout, s'occuper non-seulement de conserver la fertilité du sol , mais encore de l'améliorer sans cesse ; étant, d'ailleurs, obligé, depuis les grands travaux de Cherbourg, de payer la main-d'œuvre beaucoup plus cher, tandis que le blé diminue de prix par suite des spéculations commerciales qui font toujours affluer cette denrée indispensable aux lieux où l'on présume qu'elle doit trouver un débit assuré, je me suis décidé à pousser de plus en plus

mon agriculture vers la production des plantes fourragères, de telle sorte que, sur mes 175 hectares de terres
en labour, j'en mets seulement 60 hectares environ en
céréales de toute espèce, et le reste en plantes fourragères, telles que grand trèfle rouge, trèfle incarnat,
vesces, fèves, pommes de terre et récoltes-racines. Ces
plantes fourragères, jointes au produit des 100 hectares
d'herbages et prairies, doivent procurer, comme on le
pense bien, une grande masse de fumiers.

A ces moyens énergiques j'ajoute encore de 500 à
600 voitures à quatre chevaux de fumier de ville ramassé
dans les rues de Cherbourg, 400 voitures de fumier de
mes chevaux employés aux travaux de la marine, de
1,000 à 1,200 voitures de sable de mer ou de varech
que me rapportent les voitures, qui vont porter à Cherbourg le produit des usines.

Pour suppléer à la litière, qui est toujours trop exiguë,
parce que la majeure partie des pailles est mangée par
les chevaux et les bestiaux, je fais couper toutes les fou-
gères de mes bois et j'en fais des litières; je les emploie vertes pendant l'été et sèches pendant l'hiver, en y
ajoutant toutes les feuilles qu'on peut ramasser dans les
bois de haute futaie du parc. Tous les terreaux des chemins traversant ou avoisinant mes propriétés sont ramassés avec soin et servent à faire de très-bons com-
posts lorsqu'ils sont mêlés avec du sable de mer, du fumier ou de la chaux.

J'ajoute encore à tous ces engrais environ 150 tonneaux de chaux que je fais cuire dans des fours à chaux situés à Martinvast, au Mont-du-Roc et au bois de la Glacerie, à Tourlaville ; je les chauffe avec une partie des landages ou broussailles qui existent sur la terre et le long des fossés.

Je mets encore, sur les prairies humides, des marcs de soude provenant du lessivage des cendres de soude et de varech qu'on recueille le long de la côte ; cette espèce d'engrais produit sur les terrains d'excellents effets. Le jonc est remplacé par du trèfle rouge ou jaune ; enfin, quand je suis encore, malgré toutes ces ressources, à court d'engrais, je me sers de tourteau de colza provenant de mes huileries.

Je n'ai pas besoin de dire que chez moi tous les engrais liquides sont soigneusement ramassés dans des caves ou fosses à purin, ou absorbés au moyen du sable mis en litière pour tout le bétail. En général, par ce dernier moyen, toutes les urines des étables se trouvent incorporées aux fumiers, qui en valent infiniment mieux et se trouvent encore transportés sur la terre de la manière la plus profitable et la plus économique. C'est principalement avec les engrais liquides que j'engraisse les prairies et herbages aux alentours du château ; les cendres provenant de l'espèce de tourbe appelée *blette*, qu'on brûle dans mes fermes, aussi bien que les suies, les charrées, sont employées à engraisser les parties

hautes des herbages, qui ne peuvent être assez arro-
sées.

Quant aux fosses à fumier, je les ai fait établir à la
proximité des écuries et étables ; les fumiers des chevaux et des bêtes à cornes s'y trouvent réunis avec du
sable de mer, du fumier de ville, quelques terreaux, des
balayures des cours, etc. La cour est creusée et pavée
en pente, dans le double but de ramener et de conserver le purin dans la partie basse et de n'être point dété-
riorée par les roues des voitures; les eaux extérieures
ne peuvent pas y entrer. Le cours de mes assolements
étant calculé de manière à avoir besoin de fumier tout
le cours de l'année, il se trouve employé aussitôt qu'il
est propre à être mis en terre. On ne se figure pas l'économie qui en résulte ; d'une part, le fumier a plus
d'énergie, et, de l'autre, on en obtient une bien plus
grande quantité. Les expériences faites sur les fumiers
verts et les fumiers très-avancés, par sir Humphry Davy,
chez le duc de Bedfort, ont résolu cette question défi-
nitivement.

Chaque année, j'emploie ainsi, sur toute l'étendue
de mon exploitation, pour plus de 26,000 francs d'engrais de toute espèce, et c'est pour les augmenter encore, en produisant une plus grande quantité de nourriture pour le bétail, que je me suis décidé à l'établissement d'une féculerie, d'une amidonnerie et d'une
distillerie. Je pense pouvoir arriver alors à fumer toutes

mes terres aussi copieusement qu'on le fait en Belgique
ou en Angleterre, dans les fermes les mieux tenues.

ARTICLE 12.

Instruments aratoires.

J'ai fait venir et j'ai essayé successivement tous les
instruments aratoires nouveaux qui ont été employés
avec plus ou moins de succès en France, en Angleterre
ou en Belgique : un grand nombre n'a pas répondu à
mon attente, et je n'ai conservé, en définitive, pour
m'en servir habituellement, que la charrue à butter les
pommes de terre, la houe à cheval pour sarcler les récoltes-racines, et un petit cultivateur pour le même
usage; le semoir pour semer les récoltes-racines, et le semoir Hugues, qui peut aussi les semer en ayant, de plus,
l'avantage de semer toutes les graines ; enfin l'extirpa-
teur et la machine à faner. Quant à la charrue, j'ai conservé celle du pays, à laquelle j'ai fait faire quelques
améliorations, parce que l'on a, du moins, l'avantage,
quand on emploie de nouveaux domestiques, de n'avoir pas
un apprentissage à leur faire faire. J'ai employé pendant
quelque temps la charrue Dombasle; mais elle renversait
trop les terres à plat, de manière qu'au hersage elles
étaient plus difficiles à ameublir; il n'y avait, d'ailleurs,
qu'une très-petite économie sur la force de traction, et
elles ne valaient pas les charrues à avant-train pour les

labours de 5 à 6 centimètres. Pour faire des choux ou des cultures analogues demandant une grande profondeur, j'emploie avec avantage là charrue américaine sans rouelles.

Quant aux instruments de transport, j'emploie ceux du pays. J'ai, pour les transports éloignés, six charrettes à quatre chevaux équipées en conséquence; j'en ai ensuite de plus légères à un, deux et trois chevaux, ainsi que des banneaux pour les terrassements et les transports à petite distance; enfin j'ai dans chaque ferme une charrette à bœufs équipée pour la rentrée des récoltes et le transport des fumiers : j'ai de quarante-deux à quarante-cinq paires de roues occupées par ces différents véhicules.

CHAPITRE DEUXIÈME.

BÉTAIL.

Dans le chapitre premier, relatif à la culture proprement dite, j'ai exposé les principaux changements que
j'ai apportés aux habitudes locales; l'expérience les a
justifiés, car toutes les terres que je cultive sont dans
une fertilité croissante qui étonne ceux qui les ont vues
à leur origine, quand je les ai reçues des mains des fermiers ou des défricheurs. Dans le chapitre deuxième, je
vais exposer la marche que j'ai suivie pour tirer le parti
le plus avantageux de tous les produits du sol; car ce
n'est pas tout que d'avoir des produits, il faut encore
examiner quel est le meilleur parti qu'on peut en tirer.
On ne peut les vendre, parce qu'il faut que la grande
masse de la production reste sur la terre pour faire du
fumier; il faut donc chercher quel est le genre de bétail qui produit le plus de profit en les consommant,
car ce n'est pas aussi facile à reconnaître qu'on le croit
communément : il n'y a que des comptes tenus très-

exactement qui peuvent faire connaître la vérité. En général, on a, dans toutes les exploitations, des chevaux, des bêtes à cornes, des moutons et des cochons; mais déterminer la proportion la plus avantageuse, voilà ce qu'il faut étudier avec soin : la solution peut varier suivant les circonstances, et c'est à la résoudre avantageusement que l'agriculteur montre sa sagacité.

ARTICLE PREMIER.

Chevaux.

Ainsi que je l'ai dit plus haut, les travaux de Cherbourg, en faisant hausser considérablement le prix de la main-d'œuvre, obligent les agriculteurs qui se trouvent dans ce rayon de suivre une marche différente de celle suivie jusqu'à présent. J'ai jugé que le prix des fourrages qui ne pouvaient venir de loin devait augmenter par suite de l'augmentation des chevaux nécessaires aux transports; j'ai donc remplacé dans mes fermes les chevaux par les bœufs pour en faire le labour, et j'ai affecté trente-trois chevaux aux charrois qu'on trouve toujours à faire auprès de Cherbourg, et principalement pour les travaux de la marine.

Ces chevaux sont nourris avec les fourrages provenant de mon exploitation; j'y ajoute du son que me donnent mes moulins, et du pain que je fais avec les recoupettes et de la farine de résidus de féculerie.

L'expérience m'a démontré que cette nourriture convenait parfaitement aux chevaux de trait et qu'elle était la plus économique qu'on pût leur donner : il y a près de trois ans que je suis ce régime, et je l'apprécie chaque jour davantage.

Je n'ai pas besoin de dire que tous les fumiers provenant de ces trente-trois chevaux reviennent engraisser la terre qui les a nourris; c'est là le plus grand bénéfice de cette entreprise : sans ce retour des fumiers, je n'aurais pas osé faire autant de fourrages, parce que les bêtes à cornes et les moutons ne me les auraient pas payés aussi cher que les chevaux.

Je fais saillir, chaque année, dix-huit à vingt juments. Je m'occupe, de préférence, à élever des chevaux de trait, parce qu'à l'âge de deux ans et demi, je les attelle avec les bœufs pour faire les labours et les transports intérieurs; à partir de cet âge, ils payent leur nourriture par le travail. S'il n'y a pas de grands bénéfices à espérer, il y a certitude d'avoir de meilleurs chevaux et de ne pas être obligé de débourser, chaque année, une somme assez forte pour le remplacement des chevaux mis hors de service.

ARTICLE 2.

Bœufs.

J'ai remplacé pour le labour les chevaux par les

bœufs, et je m'en trouve très-bien ; non-seulement le labour, mais encore tous les charrois intérieurs des fermes, tels que les transports des récoltes à la ferme et des engrais sur les champs, se font par les bœufs. Ils ne sortent que très-rarement, et seulement dans l'été, quand les routes sont bien douces, pour aller à Cherbourg chercher quelques voitures de sable d'engrais. Tous les bœufs sont élevés chez moi ; j'en élève huit chaque année, et, chaque année, je mets les huit plus vieux à l'engrais ou je les vends. Les bœufs ne dépensent, en nourriture et entretien, que la moitié de ce que coûte un cheval (environ 75 centimes par jour). Si l'on fait entrer dans ce compte l'augmentation continuelle des bœufs en valeur et la diminution annuelle des chevaux, l'avantage est, au moins pour mon exploitation, du côté des bœufs. Il faut aussi faire attention que les bœufs labourent mieux que les chevaux, parce qu'ils font cet ouvrage plus également ; à la vérité, leur travail ne doit être évalué qu'aux deux tiers de celui d'un cheval.

Une autre considération très-importante que je rappellerai aux agriculteurs pour qu'ils aient toujours dans leur exploitation une certaine quantité de bœufs, c'est qu'ils sont infiniment moins difficiles pour les fourrages que les chevaux ; ils mangent tout ce que ceux-ci rebutent, et c'est ainsi qu'on peut employer avec économie le foin provenant des parties basses où il y a des joncs et toutes les récoltes-racines sans distinction.

J'ai vingt bœufs pour cinq charrues et six ou huit
élèves de deux ans qu'on attelle, ou pour les former, dans
les fermes où il y a le plus de trait. N'achetant jamais
de bêtes à cornes, pour avoir, tous les ans, six ou huit
bœufs à mettre à l'engrais, il faut donc que j'aie de dix-
huit à vingt jeunes bœufs de tout âge, afin de pouvoir
faire quelques réformes.

ARTICLE 5.

Vaches et élèves, bêtes à cornes.

Le troupeau de vaches, qui est réparti dans les diffé-
rentes fermes, est composé de quarante-quatre vaches,
dont vingt-quatre à Martinvast et vingt réparties dans
les autres fermes.

Étant à 1 lieue et demie de la ville, la majeure partie
du lait y est portée, chaque matin, dans une charrette,
qui revient chargée de sable de mer pour mettre en litière
sous les vaches ou dans les cours; de cette manière le
transport ne m'est nullement onéreux, et je suis dé-
barrassé de la plus grande partie des soins qu'entraîne
la confection du beurre, qu'on ne pratique que lorsqu'on ne trouve pas la vente de tout le lait.

Les veaux, à leur naissance, sont placés seuls et en liberté dans de petites cellules; c'est le meilleur mode à
suivre : ils sont chaudement, et ne peuvent se lécher,
comme il arrive souvent, quand ils sont mis les uns à

côté des autres. On leur donne, au bout d'un mois de
régime au lait doux, un breuvage composé moitié de
lait et de gros pain, ou de farine de fèves; on les met
ensuite au foin et on les passe dans les autres étables
destinées aux veaux plus âgés; enfin on les envoie à
l'herbe au mois de mai. Je commence à les élever dès
le mois de septembre ou d'octobre, afin d'avoir des
veaux déjà forts pour la première herbe. Dans la nouvelle vacherie, les vaches sont placées tête à tête, de
manière à se regarder; un corridor de 2 mètres sépare
les mangeoires et râteliers les uns des autres; on peut,
d'après ce nouveau mode, donner à manger à chaque
vache, en particulier, avec la plus grande facilité, leur
distribuer des soupes chaudes et leur en donner ce
qu'on veut. J'insiste beaucoup sur ce point, parce que de
cette manière on traite les vaches suivant leur position;
on nourrit mieux celles qui viennent de vêler que celles
qui sont déjà haut pleines : en outre, elles se trouvent
séparées par des demi-stalles qui les empêchent de se
donner des coups de corne et de manger réciproquement
leur nourriture. Le corridor a un autre avantage, c'est
de pouvoir y déposer les fourrages, les récoltes-racines
et, en général, toute la nourriture qu'on leur distribue.

On sait que les animaux mangent beaucoup mieux
quand ils sont en regard les uns des autres que lorsqu'ils
sont devant des murs : la disposition de la nouvelle vacherie donne encore cet avantage.

A l'une des extrémités de la grande vacherie que j'ai fait faire, j'ai établi quatre grandes stalles de 2 mètres de large : deux pour des taureaux et deux pour les vaches malades ou qui doivent vêler; les autres étables sont destinées aux bêtes à l'engrais ou aux jeunes bêtes à cornes.

Une petite cour fermée, où se trouvent de l'eau et un râtelier bien à l'ombre, est destinée au taureau quand les vaches sont au pâturage; il s'y porte mieux qu'à l'étable, où il devient trop lourd et trop gros pour la reproduction.

Cette étable à vaches a une aire en terre au lieu de pavés; on peut renouveler cette aire quand elle est bien imprégnée des urines des vaches; on met, par-dessus, du sable et la litière; on pratique aussi dans chaque étable, derrière les vaches, suivant la coutume belge, une fosse longitudinale peu profonde, où l'on met, chaque jour, le fumier qu'on retire. On peut, tous les quinze jours, enlever ce fumier, qui est alors parfaitement bon à porter dans les champs; si on le retire plus souvent dans l'été, on le porte dans les cours à fumier. Sans le sable de mer, que je peux me procurer avec abondance, il vaudrait peut-être mieux paver les étables et faire des citernes pour recevoir le purin; mais, dans le cas particulier où je me trouve, je peux absorber tous les engrais liquides par le sable joint aux litières, et alors il y a plus davantage à le transporter dans les champs, incorporé, comme il est, aux engrais solides.

Moutons.

J'ai fait venir d'Angleterre des béliers et des brebis des races de Kent et de Leicester. Le ministre de la maison du roi m'avait aussi donné un très-beau bélier. J'ai eu des produits de pure race, très-passables, et des croisements qui tenaient beaucoup plus de la race anglaise que de celle du pays. Le climat de Cherbourg étant sensiblement le même que celui de l'Angleterre, sans doute je serais parvenu à avoir un très-beau troupeau de moutons à longue laine; pourquoi ai-je abandonné cette direction? Je vais l'exposer brièvement.

J'ai trouvé que ces moutons consommaient plus du double que ceux du pays; qu'il leur fallait, en outre, une nourriture plus substantielle. Ils dépérissaient sur les terrains où les moutons du pays prospéraient, et je n'en ai pas été surpris quand j'ai vu comment ils sont tenus en Angleterre; on fait pour eux des fourrages artificiels qu'on leur donne en quantité, aussi bien que des navets : c'est par cette nourriture, à la fois abondante et succulente, qu'on les tient toujours dans cet embonpoint remarquable, qui les différencie surtout des autres moutons. Thaër estime, en moyenne, que dix moutons consomment autant qu'une vache. Je pense que quatre à cinq moutons de cette espèce pourraient manger autant : alors il est impossible d'y avoir du bénéfice, parce que chaque mouton anglais ne rapporte pas le quart ou la cinquième partie du produit d'une vache. Un cultivateur anglais est venu dans le pays pour propager cette espèce; je lui ai conseillé de s'établir à Montebourg, où la terre est de première qualité; malgré tous les soins qu'il a pris, il n'a pu réussir à faire des élèves avec bénéfice.

Dans le département de la Manche, on ne fait, pour les moutons du pays, aucun fourrage artificiel; on leur laisse seulement pâturer les terres de labour avant ou après les récoltes : encore les fait-on dépouiller avant par les bêtes à cornes et quelquefois par les chevaux quand les terres sont un peu sales. Ils ne mangent, en réalité, que les herbes qui ne peuvent être rasées d'assez près par le gros bétail.

Pour les nourrir un peu mieux qu'on ne le fait dans les fermes de l'arrondissement de Cherbourg, je leur abandonne, la deuxième année, la sole de trèfle, qui est de 10 à 12 hectares environ; c'est là leur seule nourriture, depuis le mois de mars, où toutes les terres se trouvent ensemencées jusqu'après la récolte : en suivant cette marche, les bénéfices sont petits, mais sûrs.

J'achète, tous les ans, un troupeau de trois cents moutons de deux dents que je vends un an après aux herbagers du Cotentin : 10 fr. par tête est tout le produit qu'on en retire, 5 fr. pour la laine et 5 fr. pour le croît.

Je tente dans ce moment-ci, dans la vue d'améliorer la race du pays, l'introduction des mérinos de la plaine de Caen, qui ont beaucoup plus de laine et de taille que les moutons du pays. Ils se maintiennent bien mieux que la race anglaise à longue laine, et il est probable que j'en obtiendrai un bon résultat ; alors je prendrai le parti de tout élever chez moi pour la race ovine, comme je le pratique pour les chevaux , les bêtes à cornes et les cochons.

En comptant 10 fr. de bénéfice par mouton, on aura 100 fr. pour le produit de dix moutons, devant consommer autant qu'une vache laitière ; or je tire, en moyenne, de mes vaches 200 fr. par an : elles payent donc plus cher leur nourriture que les moutons qui les représentent. Cependant il est avantageux d'en avoir une certaine proportion par la fertilité que procure aux terres leur excellent fumier, et parce qu'ils nettoient mieux qu'aucune autre espèce de bétail les terres de labour presque toujours couvertes d'herbes en Normandie.

ARTICLE 5.

Cochons.

J'ai fait venir d'Angleterre une race anglaise dont les formes sont infiniment préférables à celles de nos cochons. Ils prennent l'engraissement beaucoup plus facilement, et on ne peut estimer à moins de 12 pour 100 la différence en gras de lard, relativement aux cochons du pays, ce qui établit par 100 kilogr. une différence de valeur de 6 fr. ; car le gras vaut le double du maigre. Je les vends tous aux lardiers, qui ne me payent pas cette différence intégralement ; mais je les vends 4 fr. par 100 kilogr. de plus que les cochons gras du pays.

Cette race étant moins grande que la race normande, j'ai choisi parmi ceux-ci les types qui se rapprochent le plus de la race anglaise, et j'ai obtenu de très-beaux croisements dans le poids de 200 à 250 kilogrammes.

Les avantages qu'on retire de ce croisement sont évidents, puisqu'il est constaté qu'ils engraissent un tiers plus vite au moins, et que le lard en vaut mieux, ainsi que je m'en suis convaincu, depuis près de quinze ans que j'ai cette race. Eh bien, la routine fait obstacle à cette amélioration, qui est seulement pratiquée par les cultivateurs les plus éclairés du pays.

J'ai été frappé, en Angleterre et en Belgique, de la

bonne tenue des fermes, et surtout du soin que les cultivateurs de ce pays attachent à recueillir toutes les urines des animaux dans de grandes caves, où on les trouve toujours pour répandre sur les prairies et sur toutes les cultures en général. Renfermés ainsi dans des caves, ces liquides ne s'évaporent pas ; ils fermentent ensemble et donnent un *purin* beaucoup meilleur. En Belgique, on y met un peu de tourteau de colza qui les bonifie encore. Sans doute, ce procédé est un peu dispendieux ; mais, quand on pense aux résultats qu'il procure, on peut affirmer qu'il n'y a pas de dépense qui donne proportionnellement d'aussi bons résultats.

Un autre avantage de cette méthode, c'est qu'avec des étables parfaitement pavées en pierres plates, bien jointoyées et ayant une grande pente, les liquides s'écoulent rapidement dans les citernes, et avec très-peu de litière les animaux sont toujours propres, ce qui est une condition essentielle pour la prospérité du bétail et son prompt engraissement. Il y a des parties de l'Angleterre où les cochons sont très-souvent lavés et étrillés. La peine que l'on prend est bien payée par l'augmentation des produits.

D'après ce mode, on dépense peu de paille pour la litière ; il en reste donc plus pour donner aux autres bestiaux. Des cultivateurs, voyant qu'on ne retire pas d'aussi grandes masses de fumiers, croient que la méthode n'est pas bonne ; mais, du moment qu'on retire soigneusement toutes les déjections du bétail, on ne peut pas en demander davantage. Le fumier en est plus actif, et il y a moins de paille gaspillée en litière. On a toujours bien le moyen de faire dépenser ses pailles ; en passant par l'estomac des animaux, elles donnent un bien meilleur fumier qu'en servant de litière, et au moins le bétail profite de toute la matière nutritive qui s'y trouve. J'ai pour principe qu'on ne doit donner de la paille aux bestiaux que ce qu'il leur en faut absolument pour qu'ils puissent bien reposer et qu'ils soient sèchement. Tout ce qu'on donne en dehors de cette limite est, à mon sens, une perte que l'on fait.

Il y a, à Martinvast, trois sortes d'étables. Les plus grandes et les plus chaudes sont consacrées aux truies portières et aux cochons de lait ; les autres ayant des cours attenantes sont consacrées aux cochons adultes ; enfin les plus petites sont destinées aux cochons à l'engrais ; elles n'ont pas de cour, parce qu'il ne faut pas qu'ils prennent de l'exercice ; l'important est qu'elles soient chaudes et bien sèches.

A portée des étables, il y a une salle contenant plusieurs fourneaux pour préparer la nourriture ; une pompe donne l'eau dont on a besoin. De grands baquets à lavure sont placés à proximité pour renfermer toutes les eaux grasses qu'on leur distribue. Ces eaux sont obtenues par les lavures de vaisselle auxquelles on ajoute des tourteaux d'huile qu'on y fait dissoudre pour les rendre plus nourrissantes; on y met aussi des eaux provenant de l'amidonnerie et de la féculerie.

Il y a dans ces étables environ quatre-vingts cochons ou truies de tous âges.

Les auges sont placées dans l'épaisseur des murs pour économiser la place et afin que la fille qui les soigne puisse verser la nourriture dans les auges sans être obligée d'entrer dans les étables ou dans les cours. A cet effet, il y a une ouverture, au-dessus des auges, en forme d'entonnoir, dont le bas doit être à 60 centimètres environ au-dessus du sol, pour que les cochons qui sont en liberté dans les cours n'aillent pas manger la part des autres, et elles doivent n'avoir que 12 centimètres dans la partie la plus étroite du passage, afin que les jeunes cochons ne puissent pas s'échapper par cette ouverture et que la fille puisse cependant y passer le bras pour les nettoyer s'il y a lieu.

ARTICLE 6.

Basse-cour.

Il y a des cantons, en Normandie, où l'élève de la volaille est un véritable revenu, parce qu'on s'occupe avec soin d'avoir des volailles susceptibles de prendre facilement la graisse. A Thorigny, Caumont et dans les environs de Caen, on fait des envois considérables à Paris d'excellentes volailles; mais, pour obtenir de bons résultats, il faut une surveillance minutieuse, surtout lorsque les habitudes du pays ne se sont pas dirigées de ce côté. On n'élève donc des volailles, canards et pigeons que pour l'entretien de la maison; et il y a dans chaque ferme un petit établissement pour cet objet.

. ARTICLE 7.

Remplacement du grain par un pain formé de remoulages et de farines de résidus secs de féculerie.

Quand j'ai établi ma féculerie, j'avais beaucoup compté sur les résidus verts pour donner à mes vaches laitières et aux cochons pendant tout l'hiver; je voyais que dans les environs de Paris on vendait aux nourrisseurs des résidus verts de féculerie, à raison de 1 fr. 50 c. à 2 fr. la bordelaise, soit 75 c. à 1 fr. l'hectolitre. Mais, quand je suis venu à mettre en pratique l'usage de ces résidus, je me suis convaincu que, si les vaches les mangent très-volontiers, il n'en résulte pas pour elles une augmentation de lait ou de graisse ; qu'il arrive, au contraire, qu'au bout de l'hiver, elles sont en mauvais état et n'ont aucune vigueur; elles tombent même dans un état de dépérissement très-réel , si on a un peu augmenté cette nourriture aqueuse. Je me suis assuré qu'en mangeant des pommes de terre entières dont toute la fécule est restée, le résultat est sensiblement le même; d'où il résulte que le principe vénéneux

ou narcotique renfermé dans ce tubercule agit réellement d'une manière fâcheuse sur l'économie du bétail,
lorsque la cuisson ne l'a pas détruit. J'ai alors essayé
de faire cuire à la vapeur ces résidus ; j'y suis parvenu
avec beaucoup de peine : car, si les pommes de terre se
cuisent avec une très-grande facilité, il n'en est pas de
même des résidus, dont la masse compacte ne peut être
accessible à la vapeur que par une agitation continuelle,
très-difficile à produire uniformément dans toute la
masse. En donnant ces résidus bien cuits, les mauvais
effets que j'ai signalés plus haut disparaissent, mais la
dépense augmente dans une grande proportion. J'ai
donc dû chercher s'il n'y avait pas un autre moyen de
les employer fructueusement dans mon exploitation rurale ; car là était le grand problème à résoudre : il fallait absolument que ces résidus fussent consommés sur
place.

J'ai résolu le problème de la manière la plus complète, en continuant d'abandonner aux cochons une
très-faible partie de ces résidus pour mêler avec les
pailles de sarrasin, de vesce et de blé, qu'on fait
cuire pour eux dans l'hiver ; je soumets tout le reste
aux efforts puissants d'une presse hydraulique, qui enlève presque toute l'eau que ces résidus contiennent.
Ils sont immédiatement placés sur une touraille de
brasseur, où ils sont immédiatement séchés dans l'espace de vingt-quatre heures, et alors livrés au moulin

pour être convertis en une farine qui entre pour moitié dans le pain que je fais fabriquer pour tout le bétail de mon exploitation ; je le donne aux chevaux en remplacement de la plus grande partie de l'avoine qu'on leur délivrait. On le donne aussi aux veaux et aux bêtes à cornes que l'on engraisse ; mais c'est principalement pour l'engrais des cochons qu'il est précieux. On engraisse un cochon, au dernier degré d'engraissement, en trois mois et à meilleur marché qu'avec des pommes de terre. Les cochons qui mangent le mieux en consomment, par jour, jusqu'à 10 kilog., mais on ne leur donne rien autre chose. Le kilogramme ne coûtant que de 7 à 8 centimes, il est facile de comprendre qu'il y a bénéfice à faire ces engraissements ; car je ne les fais qu'en été, époque où le prix du lard est toujours plus élevé, parce qu'il n'y a plus à l'engrais que les cochons des meuniers. Je n'ai pas besoin d'ajouter que le lard est de première qualité et en tout semblable à celui des cochons engraissés exclusivement avec le grain : il ne peut en être autrement, puisque les résidus de fécule contiennent deux tiers de leur poids en fécule véritable, que le lavage n'a pu séparer de la partie mucilagineuse de la pomme de terre.

CHAPITRE TROISIÈME.

USINES AGRICOLES.

J'appelle usines agricoles les établissements que j'ai construits dans mes propriétés, parce qu'ils ont tous pour but de convertir les productions du sol en produits vendables sous leur dernière forme, ou de les rendre propres à être semées ou mangées par le bétail.

ARTICLE PREMIER.

Ateliers de construction, forge et moulin à peinture.

Un de mes premiers soins, en formant un établissement agricole aussi considérable, a été l'installation d'une forge et d'un atelier de construction pour construire et réparer tous les instruments aratoires et les diverses parties des moulins et autres usines. Aussi, à l'exception d'un moulin à l'anglaise que j'ai fait faire à Paris, par Corrége, et du mécanisme de la féculerie, toutes les machines qui fonctionnent aujourd'hui ont été faites dans mes ateliers, qui se divisent en trois

parties principales : 1° les chantiers des ouvriers en bois
où travaillent, à l'année, deux charrons, deux charpentiers, deux menuisiers et un tonnelier;

2° Une forge à deux feux où travaillent deux ou trois
hommes;

3° L'atelier de construction proprement dit, où se
fait l'ajustage, et qui est composé d'un tour pour le fer
et le bois mû par l'eau, d'une scie circulaire, d'une
machine à percer et d'un petit moulin à peinture.

Ainsi dix à douze ouvriers en bois ou en fer sont con-
tinuellement occupés à entretenir et réparer toutes les
usines, les charrettes, banneaux et tous les instruments
aratoires; ils trouvent, dans l'installation de ces ateliers, les moyens de faire tous les travaux au meilleur
marché possible.

ARTICLE 2.

Moulins à blé.

J'avais plusieurs moulins à blé tels que ceux qui existent dans l'arrondissement, et dont je tirais difficilement
parti. Je voyais que, dans les pays plus avancés, et surtout dans les environs de Paris, on faisait de bien plus
belles farines et en bien plus grande quantité. Je résolus donc d'essayer du nouveau système de moulins,
et j'en ai fait établir un tout neuf à Martinvast.
Comme ceux que j'avais à Sideville et à Teurtéville

étaient en très-mauvais état, je les ai fait monter de la même manière, de telle sorte que j'ai maintenant neuf paires de meules rayonnées, marchant suivant le système anglais perfectionné.

Ces moulins ont tous les engrenages en fonte; ils ont un tire-sac, un nettoyage et des bluteries circulaires avec refroidisseur. Je peux, lorsque toutes ces meules sont en mouvement, moudre 140 hectol. de blé par jour.

Huileries.

J'avais établi à Martinvast une petite huilerie de six pilons et deux presses. Les produits de cette usine ne suffisant pas aux débouchés que j'avais trouvés, j'en ai fait faire une plus considérable à Sideville, d'après les procédés perfectionnés; il y a huit pilons et deux meules verticales tournant sur une troisième. Les presses sont au nombre de quatre, et l'on peut y fabriquer par jour dix pièces d'huile de colza ou de sept à huit pièces d'huile de lin. Enfin j'ai fait remonter à Teurtéville une vieille huilerie qui ne pouvait plus fonctionner et qui donne la moitié des produits de celle de Sideville; de telle sorte qu'on peut confectionner chaque jour, dans ces trois huileries, de dix-huit à vingt pièces de 100 kilog. d'huile de colza, ou de douze à quatorze pièces d'huile de lin.

ARTICLE 4.

Épuration.

Toutes les huiles de colza que je fabrique étant vendues habituellement dans le pays, j'ai été obligé de
monter une épuration pour les livrer au commerce,
épurées pour le quinquet. En joignant ainsi l'épuration
à la fabrication, j'ai l'avantage de pouvoir donner des
huiles épurées de première qualité et pures de tout mélange, puisqu'elles sont mises en épuration en sortant
des moulins à huile.

ARTICLE 5.

Moulin à tan.

Il n'y avait, dans tout le département de la Manche,
que de mauvais moulins à pilons pour la fabrication du
tan; il est fort mal préparé par ce moyen : une partie
se trouve trop pilée et réduite réellement en poudre,
tandis que l'autre partie est encore par petits morceaux
assez gros pour que le tanin qu'ils renferment ne puisse
être facilement enlevé par l'eau. J'ai établi un nouveau
moulin monté dans le genre des moulins à blé à l'anglaise, et composé de deux meules ardentes d'un grain
très-éveillé. Tout le tan, préalablement coupé par un
hache-écorce à tambour, est ensuite soumis à l'action de

ces meules qui déchirent le tan, de telle sorte que toutes ses parties sont écrasées ou tellement écartées que l'eau s'empare, avec la plus grande facilité, de tout le tanin contenu dans l'écorce; je ne pense pas qu'il y ait des moulins à tan à pilons ou dans le genre des moulins à poivre qui le préparent aussi bien.

ARTICLE 6.

Féculerie.

Appréciant de plus en plus les avantages de la culture de la pomme de terre, pour la préparation des terres, et, d'un autre côté, voyant combien, en les portant à Cherbourg pour les y embarquer, on enlève de fécondité à la terre, j'ai fait établir à Martinvast une féculerie qui me donne les avantages suivants :

1° J'évite les transports coûteux de 5,000 à 6,000 h. de pommes de terre, formant un poids total de 450,000 kil. qui se trouve remplacé par 70,000 kil. de fécule.

2° J'utilise tous les sons ou marcs de pommes de terre pour la nourriture de mon bétail, ainsi que les eaux de la féculerie pour augmenter la fécondité des prairies.

3° J'emploie, pour faire marcher cette féculerie, la roue hydraulique du moulin à blé monté à l'anglaise, ce qui me donne un moteur qui ne coûte presque rien puisque, pendant les sept mois d'hiver qu'on fait de la fécule, il y a assez d'eau pour faire marcher le moulin et la féculerie.

4° Enfin cette usine me donne le moyen d'utiliser, pendant l'hiver, pour cette fabrication à laquelle tous les ouvriers s'habituent promptement, quatorze ou quinze hommes qui me rendent des services importants pendant les cinq autres mois de la belle saison pour mon exploitation agricole.

Le terrain s'est prêté admirablement à cette installation par sa position en pente; j'ai pu avoir un grand magasin à pommes de terre placé de telle manière que le premier étage est au niveau de la cour où arrivent les voitures chargées; alors les pommes de terre roulent au rez-de-chaussée par la seule action de leur poids, ce qui fait une grande économie; et, comme, d'un autre côté, j'ai une source à la partie supérieure de cet établissement, je peux laver les pommes de terre presque sans frais et autant que je le veux : c'est à cette disposition et à la limpidité des eaux que je dois l'avantage de produire des fécules tellement blanches, qu'elles n'ont pas de rivales même à Paris.

Du laveur mécanique les pommes de terre tombent dans la râpe qui fait 800 tours à la minute; une chaîne à godets les relève râpées pour les porter sur les tamis où la séparation des sons et de la fécule s'opère.

Deux grands bassins reçoivent toutes les eaux perdues

de la féculerie, et on tire, des matières qui se déposent au fond de ces bassins, de l'eau-de-vie ou du sirop de glucose qu'on emploie à la fabrication de la bière. La masse des eaux de lavage de la fécule passant par ces bassins, étant un engrais très-fertilisant, trois pompes les élèvent pour arroser toutes les prairies des environs du château.

ARTICLE 7.

Presse hydraulique.

Presque tous les résidus de la féculerie appelés sons, après avoir été un peu égouttés, sont soumis à la pression d'une forte presse hydraulique, qui les sèche parfaitement. Je puis ainsi presser, en douze heures, tous les sons produits par le râpage de 100 hect. de pommes de terre. Quand il est nécessaire, on peut doubler ce produit en travaillant jour et nuit ; mais la touraille, qui doit achever leur dessiccation, ne pourrait pas suivre la presse : c'est ce qui m'oblige à faire consommer par les cochons maigres une certaine quantité de résidus verts.

ARTICLE 8.

Touraille.

J'ai fait établir une grande touraille où l'on peut sé-

cher au fur et à mesure tout ce qui sort de la presse hydraulique pendant une journée de douze heures ; je le
fais ensuite moudre pour le convertir en farine propre
à faire le pain du bétail dont j'ai parlé. Cette farine, provenant des résidus de fécule pressés à la presse hydraulique
et séchés pendant vingt-quatre heures sur la touraille,
ne contient plus d'eau ; elle est tellement sèche, qu'elle
peut se conserver indéfiniment sans la moindre altéra-
tion : c'est une qualité bien essentielle, car on peut la
garder, dans les années où les fourrages et les grains
consacrés aux bestiaux sont abondants, pour les années
de disette.

ARTICLE 9.

Amidonnerie.

Du 15 avril au 15 septembre, on ne peut fabriquer
de fécule de pommes de terre. Cet établissement aussi
bien que le contre-maître qui le dirige ne sont donc
pas occupés. Je remédie à cet inconvénient en utilisant
la force motrice, les eaux, les étuves, les séchoirs, etc.,
de la féculerie à la fabrication de l'amidon de blé. Les
déchets de cette fabrication me viennent encore en aide
pour améliorer la nourriture du bétail. Les eaux de
lavage, ainsi que celles de la féculerie, sont également
employées à l'engraissement des prairies.

J'ai obtenu, dans la fabrication de l'amidon cristal-

5

lisé, le même succès que dans la fabrication de la fécule ; il est dû surtout à la limpidité des eaux. Cette industrie m'est encore précieuse sous un autre rapport ; car, faisant venir par mer une assez grande quantité de blé pour l'approvisionnement de mes moulins, je puis employer pour l'amidonnerie non-seulement les blés avariés, mais même ceux qui sont seulement humides ou difficiles à moudre.

Suivant, pour l'extraction de l'amidon, les méthodes les plus perfectionnées, je retire intact le gluten, que j'emploie à améliorer les farines qui en sont le plus dépourvues, et pour faire des pains de luxe ou des vermicelles.

ARTICLE 10.

Distillerie.

La distillerie peut être utile, dans quelques circonstances, pour tirer parti de plusieurs produits végétaux ; je m'en suis servi pour utiliser les parties de la pomme de terre qui ne sont ni fécule ni son et qu'on appelle *noirs,* je les reçois dans les bassins dont j'ai déjà parlé, et des *grossiers* qui ne peuvent entrer dans la fécule, en les convertissant soit en alcool, soit en sirop de fécule. On tire aussi de l'alcool des lies de cidre : le bas prix des eaux-de-vie, depuis quelque temps, ne rend pas cette industrie profitable dans la fabrication de l'eau-de-vie de pomme de terre ou de betterave ; mais il pourrait se présenter des circonstances où l'on pourrait tirer un grand parti de cette usine. Cette année même, si les alcools montent encore un peu, on pourra faire avec avantage de l'eau-de-vie de pomme de terre.

ARTICLE 11.

Minoterie.

J'ai annexé à l'étuve de la féculerie une autre étuve propre à étuver la farine de froment destinée aux colonies et aux voyages de long cours. Je fabrique ce que l'on appelle de la farine minotée ou étuvée; j'en ai envoyé dans les colonies françaises et à la Barbade, qu'on a trouvée de première qualité. L'anéantissement presque complet du commerce colonial, à Cherbourg, m'a fait interrompre cette fabrication, que je pourrai reprendre à la première occasion favorable.

ARTICLE 12.

Machine à battre.

Dès l'année 1826, voyant ma culture prendre de l'importance, je songeai à me procurer une machine à battre; mais, ayant remarqué qu'en détournant le petit cours d'eau qui passe dans les basses-cours, je pouvais me procurer une chute de près de 5 mètres, je construisis une grange où fut placée la machine à battre, qui fonctionne depuis cette époque à ma grande satisfaction. J'y trouve une économie de main-d'œuvre de 50 pour 100 environ, la paille mieux battue et un produit en grain plus grand qu'avec le fléau. Je dois convenir que ces machines-là marchent bien mieux à l'eau qu'avec les chevaux. Le peu de régularité de cette dernière force motrice cause souvent des avaries, et le bénéfice de 50 pour 100 que je fais est absorbé en partie par la dépense des chevaux. Je conçois donc très-bien comment les machines à battre, mises en mouvement par ce dernier mode, se sont peu répandues. Elles ne conviennent réellement que pour les très - grandes exploitations où il y a beaucoup de chevaux, qui ne seraient pas employés une partie de l'hiver et les jours de mauvais temps. Elles procurent cependant dans tous les temps un grand avantage ; c'est de procurer sur-le-champ une grande quantité de blé pour profiter des avantages de la vente, et d'affranchir les propriétaires et fermiers des exigences de la main-d'œuvre. A cette machine à battre est joint un tarare pour vanner tous les grains battus, et un tire-sac pour les monter dans les greniers.

J'y ai fait joindre aussi deux paires de meules pouvant moudre toutes les céréales, et pouvant concasser seulement les fèves, l'orge, le sarrasin, les vesces, pois et autres produits analogues qu'on veut donner au bétail. Ces petites meules ne servent que pour les besoins de l'exploitation.

C'est encore au moyen de ces deux paires de meules que je fais moudre tous les résidus secs de la féculerie qu'on emploie pour le pain du bétail.

Pressoir.

J'ai été frappé, dans les pressoirs du pays, d'un grand vice de construction. On choisit ordinairement pour le mouton et pour la brebis, qui se place au-dessous, deux longs et gros arbres de 60 à 70 centimètres d'équarrissage, et de 8 à 9 mètres de longueur. On place une vis à une des extrémités, et des clefs à l'autre. On descend alors péniblement le mouton, car il ne peut descendre que successivement. Souvent il ne se trouve pas placé dans une situation horizontale quand il vient à toucher le marc, qui se trouve, par conséquent, assez souvent déformé pendant la pression. Il résulte encore de cet état de choses que, la vis étant placée au bout d'un assez grand bras de levier, il ne faut pas un grand effort pour rompre les moutons qu'on ne peut bientôt plus se procurer, les bois de ces dimensions devenant tous les jours plus rares.

J'ai paré à tous ces inconvénients en mettant deux vis semblables et de même pas aux deux extrémités des

moutons. Il devient inutile qu'ils soient aussi longs ;
5 mètres suffisent. Les deux vis, marchant ensemble,
élèvent ou abaissent horizontalement le mouton avec
une grande vitesse. Ces pièces de bois ne cassent pas à
cause de leur peu de longueur, et il devient très-facile
de s'en procurer.

Quelques personnes m'ont objecté que, le marc se
trouvant placé au milieu des deux vis, on n'obtenait pas
une aussi forte pression, puisque, dans la méthode actuelle, la vis qui presse agit au bout d'un bras de levier.
Je ne puis nier qu'il en est ainsi; mais je trouve que ce
n'est pas un désavantage. Pourquoi presser le marc si
fort, puisqu'il doit être repilé et converti en petit cidre,
et qu'il faut toujours ajouter à ce marc repilé une certaine quantité de pommes entières, pour que le petit
cidre soit potable? Ne vaut-il pas mieux laisser les marcs
de cidre un peu moins maigres et diminuer la quantité
de pommes qu'on doit y ajouter? Le cidre y gagnera à
coup sûr en qualité; car c'est toujours le premier jus
qui sort de la pomme qui est le meilleur.

ARTICLE 14.

Moulin à trèfle.

Je récolte toujours les graines de trèfle dont j'ai besoin, parce que l'expérience m'a appris combien on
était trompé dans le commerce sur cet article, et les

grandes pertes qui en résultaient. D'un autre côté, voyant le temps considérable qu'on passait à ce battage, j'ai eu l'idée de substituer, aux pilons armés de hachettes du moulin à tan, des pilons en bois qui fonctionnent très-vite et très-bien. Ils sont préférables aux moulins à graine de trèfle, dont on s'est beaucoup occupé dans les pays où l'on cultive principalement le trèfle pour sa graine. Je les emploie encore avec un grand avantage à piler des capsules de colza, dont je fais alors des soupes pour les vaches laitières. C'est une excellente préparation qui utilise un produit qu'on a l'habitude de brûler presque partout, excepté en Flandre, d'où j'ai tiré cet usage.

ARTICLE 15.

Grand hache-paille mû par l'eau, coupant en même temps l'ajonc.

Une des plus importantes applications que j'aie faites des nouvelles machines, c'est l'emploi du hache-paille à tambour pour hacher les jeunes pousses d'ajonc, autrement dites *petites landes*. Il est impossible de trouver un instrument qui fonctionne mieux et plus vite. Les petites landes, par ce procédé, sont coupées très-finement, et tous les morceaux sont d'une même longueur (1 centimètre environ). La préparation est parfaitement homogène, ce qui n'arrive pas lorsqu'on les pile suivant la méthode ordinaire, qui donne beaucoup de parties très-longues que les chevaux rebutent. Autre avantage de cette méthode; c'est que les petites landes étant coupées très-net, il n'y en a pas d'écrasées, et les chevaux les mangent bien mieux. Plusieurs mécaniciens se sont occupés de joindre à cette machine des cylindres pour les écraser avant de les couper, croyant que c'était indispensable pour que les piquants des landes n'empêchassent pas les chevaux de les manger. C'est non-seulement inutile, mais encore nuisible, parce que, lorsqu'elles sont écrasées, il en sort une espèce de jus qui entre très-vite en fermentation, et les chevaux ne peuvent plus les manger au bout de huit à dix heures, tandis qu'ils mangent les petites landes coupées au hachepaille au bout de vingt-quatre heures et plus.

J'insiste beaucoup sur cet article, parce que les petites landes sont un excellent fourrage qui entretient les chevaux en très-bon état, du 1er novembre au 1er mai. Il donne des produits supérieurs à presque toutes les cultures, lorsqu'il est placé dans un bon fonds. J'estime qu'en moyenne on peut en tirer 20,000 kilogr. à l'hectare ; et, en admettant qu'il faille 2^{k},5 de petites landes pour valoir en substance nutritive 1 kilogr. de foin sec, on voit tout le parti qu'on en peut tirer. Je viens d'étendre beaucoup cette culture : j'en ai plus de 12 hectares.

Pour tirer des petites landes tout le parti possible, il

faut en avoir un tiers de plus qu'on ne veut en couper chaque année, pour en laisser reposer une certaine quantité qu'on ne coupe qu'à l'âge de trois ans pour chauffe. De cette manière, elles s'engraissent par le mort-piquet qui tombe, et toutes les herbes sont détruites ; c'est ce qui m'a le mieux réussi. On évite ainsi de les fumer, ce qui coûte très-cher et ne produit pas quelquefois autant d'effet, parce que, le fumier faisant croître les herbes comme les petites landes, celles-ci en éprouvent un grand dommage.

J'ai fait établir cette précieuse machine dans un petit bâtiment attenant à l'atelier de construction : elle est mue par la même roue hydraulique qui fait marcher la machine à battre et les machines de l'atelier de construction ; non-seulement elle coupe tout l'ajonc que j'emploie à la nourriture de mes chevaux, mais encore elle coupe toutes les pailles, foins et autres fourrages que je veux faire hacher : c'est une excellente préparation pour faire manger les mauvais fourrages poudreux ou remplis de jonc ; en les passant dans l'eau après qu'ils sont coupés, on est assuré que tous les bestiaux et même les chevaux les mangent très-volontiers.

ARTICLE 16.

Laveur mécanique.

Quand on veut nourrir le bétail avec des racines,

telles que betteraves, carottes, panais et navets, il est indispensable d'avoir un laveur mécanique qui lave bien et très-vite; sans cela, on y passe beaucoup de temps et l'on donne au bétail des racines remplies de terre, dont il se dégoûte facilement et qu'il digère mal à cause de la terre qui les salit. Le laveur que j'ai fait établir lave toutes ces racines avec une grande perfection et très-vite; on peut y mettre, à la fois, 2 hectol. de racines qu'on lave en quelques minutes : au moyen d'un robinet, on y fait arriver l'eau nécessaire pour renouveler, et le mouvement est donné par une courroie pressant sur une poulie du grand arbre de couche de l'atelier de construction qui fait mouvoir aussi le coupe-racine dont il va être parlé plus bas.

ARTICLE 17.

Coupe-racine.

Tout auprès du laveur j'ai fait établir le coupe-racine de telle manière que la personne qui reçoit les racines lavées n'a plus qu'à les jeter dans la trémie de la machine qui doit les couper pour les rendre propres à être mangées par le bétail.

ARTICLE 18.

Machine à broyer.

J'ai utilisé l'autre bout de l'arbre de couche du moulin à tan, pour faire tourner une meule de granit, de 1ᵐ,65 de diamètre sur 50 centimètres de largeur, dans un tour de pressoir en granit. Elle sert à broyer le plâtre cru ou cuit, les tourteaux d'huile pour engrais, les écailles d'huîtres, le marc de soude, le ciment et autres substances analogues.

ARTICLE 19.

Grande chaudière pour faire des soupes au bétail.

Dans la Flandre et dans tous les pays où l'agriculture est très-avancée, on a l'usage de donner aux bestiaux à l'engrais, et principalement aux vaches laitières, des soupes chaudes faites avec des récoltes-racines, des pailles menues, des capsules de colza, des marcs de pommes et autres déchets, mêlés à des résidus de féculerie et avec des tourteaux de lin. Par ce moyen, on obtient beaucoup de lait, et le bétail se trouve parfaitement nourri.

Le grand hache-paille à tambour, le laveur mécanique, le coupe-racine et la grande chaudière aux soupes forment pour la nourriture du bétail un établissement complet qui n'existe peut-être nulle part ailleurs. J'ai appelé cet ensemble de moyens accumulés, pour nourrir bien et économiquement les chevaux et tout le bétail en général, *manutention du bétail*. Tous les soirs, depuis la mi-octobre, où la nourriture au vert commence à manquer, jusqu'au mois de mai, les domestiques, à la chute du jour, se rendent à la manutention pour préparer la nourriture de la nuit et du lendemain : alors on commence à hacher une énorme voiture de petites landes, laquelle est aussitôt portée dans toutes les écuries ; les racines sont lavées et coupées, et on tire de la chaudière la partie de breuvage destinée aux vaches laitières ; le reste se conserve chaud dans la chaudière jusqu'au lendemain ; enfin on hache la paille ou le foin, s'il y a lieu. Dans ce petit établissement, tous les moyens se trouvent réunis pour tirer le parti le plus avantageux de toute espèce de nourriture destinée au bétail.

ARTICLE 20.

Les eaux de la féculerie ayant une propriété fertilisante remarquable, j'ai pensé à les utiliser ; mais, pour les distribuer sur les prairies les plus proches, il fallait les élever à 40 mètres. J'ai pensé que, pendant les six mois d'hiver du travail de la féculerie, et qui sont aussi les plus favorables pour l'irrigation des prairies, j'avais

de l'eau en excédant que je pouvais utiliser pour mettre
en mouvement trois pompes, dans le système de Marly,
capables de verser 12,000 litres par heure dans deux
réservoirs situés aux points culminants des parties à arroser. Quand il y a des eaux de féculerie ou d'amidonnerie, les pompes les élèvent de préférence; quand
il n'y en a pas, elles en font monter du petit cours
d'eau qui fait marcher les usines de Martinvast. Cette
dépense me sera remboursée, je l'espère, dans un ou
deux ans, par la seule augmentation des récoltes de
foin, puisque je pourrai arroser ainsi 50 à 60 hectares
de prairies ou herbages.

CHAPITRE QUATRIÈME.

COMPTABILITE.

Depuis le 1er juillet 1838, la comptabilité générale de mon exploitation est tenue en partie double, et je me félicite, chaque jour, d'avoir adopté cette amélioration importante, et même indispensable, lorsqu'on veut avoir des renseignements exacts sur chaque compte.

Cette comptabilité s'ouvre le 1er juillet de chaque année et se ferme le 30 juin suivant. A cette époque, les magasins ne renferment plus ni grains ni fourrages de la récolte précédente, tous les ensemencements sont faits et on commence la rentrée de la nouvelle récolte; d'où il suit que l'inventaire est facile à établir et que les comptes anciens sont soldés avec exactitude.

J'ai pris, pour commencer ma comptabilité, d'excellents renseignements dans les *Annales agricoles* de Roville ; cependant les livres auxiliaires de cette ferme ne pouvaient pas me suffire, et j'ai dû en créer de nouveaux pour me donner tous les renseignements nécessaires relativement à la nourriture des hommes et du bétail, et aux consommations et productions de toute espèce.

Il y a, pour les six fermes et les usines que j'exploite, des contre-maîtres chargés de surveiller les domestiques et ouvriers, et de prendre note de l'emploi de leurs journées : chaque soir, ces contre-maîtres viennent, au bureau, établir leurs rapports sur des registres auxiliaires et prendre les ordres qui leur sont donnés pour commander le travail du lendemain. Ces rapports comprennent toute la main-d'œuvre des domestiques, ouvriers et journaliers, chevaux et bœufs ; ils sont centralisés, par un commis, sur un registre général de travail qui présente un compte ouvert pour chaque article, chaque culture, chaque espèce de bétail ou chaque usine, et tous ces comptes sont débités au grand livre de la main-d'œuvre d'après ce registre de travail.

Les mêmes contre-maîtres consignent, sur ces rapports ou sur des journaux agricoles, toutes les opérations étrangères à la main-d'œuvre qui ont été faites dans la journée, comme la rentrée et le battage des récoltes, les ensemencements, l'emploi des engrais, le produit du lait, les mutations dans le bétail, les achats et ventes relatifs à l'agriculture et aux usines, etc. Ces journaux servent aussi à débiter et créditer au grand livre les divers comptes que chaque article concerne.

La distribution, pour la nourriture des hommes, se fait tous les dimanches matin : il vient, de chaque ferme, un voiturier chercher les provisions en même temps qu'il emporte le pain, l'avoine et les sons destinés à la nourriture du bétail. Les fourrages, pailles, récoltes, racines, etc., sont distribués, sur les lieux où ils sont dépensés, par des hommes de confiance qui en font inscrire l'emploi au bureau. A l'aide de tous ces renseignements, il est établi, chaque semaine, deux feuilles de distribution, l'une pour la nourriture des ménages et l'autre pour la nourriture du bétail ; elles présentent autant de colonnes qu'il y a de produits consommés et centralisent toute la nourriture, sur une seule ligne, par ménage ou par espèce de bétail : le décompte en argent et la dépense en moyenne de chaque journée sont établis dans les deux dernières colonnes, de manière que je puis immédiatement modifier les distributions ou prévenir les abus. Ces feuilles hebdomadaires servent également à débiter au grand livre les parties prenantes de la nourriture en général.

L'expérience m'a démontré la nécessité d'ouvrir le plus de comptes possible au grand livre; non-seulement les reports ne sont pas plus longs à faire, mais on évite des dépouillements difficultueux et pénibles, et on a sous les yeux des comptes très-clairs. J'ai subdivisé plusieurs comptes généraux, afin de pouvoir appliquer à l'agriculture ou aux usines la part des frais que chacune de ces branches nécessite, et, pour plus de clarté, j'ai fait tracer un grand livre oblong, par colonnes, au débit et au crédit, afin d'avoir sous les yeux la classification des dépenses et des recettes pour chaque compte.

Voici, par catégorie, le détail de ceux qui sont ouverts au grand livre.

PREMIÈRE CATÉGORIE. — *Comptes de capital et de propriétés.*

1° Capital;
2° Propriétés.

DEUXIÈME CATÉGORIE. — *Comptes qui augmentent le capital.*

1° Construction de bâtiments;
2° Défrichements et travaux d'amélioration du sol ;
3° Plantations.

TROISIÈME CATÉGORIE. — *Comptes du mobilier.*

1° Mobilier des fermes; augmentation ou remplacement du mobilier.
2° Mobilier des usines;

3° Mobilier des chevaux; fourniture et entretien des voitures et instruments aratoires, harnachement et ferrure des chevaux.
4° Mobilier des bœufs;

QUATRIÈME CATÉGORIE. — *Comptes des frais généraux.*

1° Frais d'administration de l'agriculture;
2° Entretien et réparation des bâtiments agricoles ;

6

3° Entretien des fosses, barrières et clôtures;

4° Entretien des chemins;

5° Frais d'administration des usines;

6° Entretien et réparation des bâtiments industriels;

7° Entretien des étangs et des cours d'eau;

8° Frais d'administration mixtes;

9° Impositions;

10° Profits et pertes;

11° Recettes et frais non prévus.

CINQUIÈME CATÉGORIE. — *Comptes de caisse et de portefeuille.*

1° Caisse;

2° Effets à recevoir;

3° Effets à payer.

SIXIÈME CATÉGORIE. — *Comptes d'approvisionnement.*

1° Dépense du ménage;

2° Magasin du bétail

3° Grains en magasin;

4° Fourrages en magasin;

5° Paille en magasin;

6° Récoltes-racines en magasin;

7° Approvisionnements divers en magasin.

SEPTIÈME CATÉGORIE. — *Comptes de main-d'œuvre.*

1° Domestiques;

2° Ouvriers, journaliers, femmes et enfants;

3° Chevaux de travail;

4° Chevaux et bœufs de labour.

HUITIÈME CATÉGORIE. — *Comptes des bois.*

1° Exploitation du bois de corde et fagot;

2° Exploitation de la chauffe;

3° Exploitation de la blette et tourbe;

4° Exploitation du tan.

NEUVIÈME CATÉGORIE. — *Comptes des cultures.*

1° Jardin des fermes;

2° Pépinières;

3° Froment;

4° Seigle;

5° Orge;

6° Avoine;

7° Sarrasin;

8° Pommes de terre;

9° Carottes et panais;

10° Betteraves;

11° Navets;

12° Récolte en vert ou dragée;

13° Tremaine, ou grand trèfle rouge ;

14° Luzerne ;

15° Hivernage ;

16° Ajonc pour fourrage ;

17° Herbages et prairies ;

18° Cultures d'essai ;

19° Pommes à cidre ;

20° Engrais en général.

DIXIÈME CATÉGORIE. — *Comptes du bétail.*

1° Poulains ;

2° Taureaux et vaches ;

3° Élèves bêtes à cornes ;

4° Veaux de lait ;

5° Bêtes à cornes à l'engrais ;

6° Moutons ;

7° Béliers, brebis et agneaux ;

8° Cochons de toute espèce ;

9° Cochons à l'engrais ;

10° Basse-cour.

ONZIÈME CATÉGORIE. — *Comptes d'entreprises agricoles.*

1° Transports faits à prix d'argent ;

2° Fours à chaux ;

3° Pressoir.

DOUZIÈME CATÉGORIE. — *Comptes des moulins à blé.*

1° Grands moulins;
2° Petits moulins;
3° Minoterie.

TREIZIÈME CATÉGORIE. — *Comptes des huileries.*

1° Huileries;
2° Épuration.

QUATORZIÈME CATÉGORIE. — *Comptes des usines diverses.*

1° Féculerie;
2° Touraille;
3° Distillerie;
4° Amidonnerie;
5° Moulin à tan.

QUINZIÈME CATÉGORIE. — *Comptes des ateliers.*

1° Ouvriers en bois;
2° Ouvriers en fer;
3° Peinture;
4° Vitrerie.

SEIZIÈME CATÉGORIE. — *Comptes des entrepôts.*

Environ vingt-cinq comptes ouverts.

DIX-SEPTIÈME CATÉGORIE. — *Comptes des fournisseurs.*

Environ quarante-cinq comptes ouverts.

DIX-HUITIÈME CATÉGORIE. — *Comptes des directeurs,*
contre-maîtres et employés.

Environ quinze comptes ouverts.

DIX-NEUVIÈME CATÉGORIE. — *Comptes des débiteurs et*
créanciers divers.

Environ vingt-cinq comptes ouverts.

VINGTIÈME CATÉGORIE.—*Comptes des recettes et dépenses*
étrangères à l'exploitation générale.

Douze comptes ouverts.

D'où il suit que le nombre des comptes ouverts au grand livre est de deux cents à deux cent dix en moyenne.

Il est facile de concevoir qu'avec ces éléments, le registre de caisse, les registres établis pour chaque usine, les registres de travail, des comptes ouverts avec tous les fournisseurs, domestiques, entreposeurs, etc.; de l'exploitation des bois, des denrées, des inventaires du magasin général, du journal, etc.; et tous les livres auxiliaires indispensables, tels que ceux tenus par le jardinier et le pépiniériste, par les contre-maîtres des ouvriers en bois et en fer, par les gardes pour la coupe et la sortie des bois en général, etc., etc., la comptabilité est précise et régulièrement établie, mais elle comporte beaucoup de détails et exige de la prévoyance et de l'ordre de la part de ceux qui sont obligés de la tenir; mais aussi on peut suivre avec facilité toutes les dépenses et les recettes d'un article quelconque; on peut voir les pertes et les profits que l'on fait, et de là remonter aux causes et changer ou modifier la marche adoptée. J'ai déjà eu bien des renseignements précieux, et tous les jours j'en obtiens de nouveaux; c'est à disséquer, si je puis ainsi m'exprimer, les divers comptes que j'emploie une bonne partie du temps de mon inspecteur, et, certes, ce n'est pas le plus mal employé.

Je me suis toujours persuadé que la non-réussite des entreprises agricoles doit être attribuée surtout à deux causes : la première, au défaut de surveillance et de capacité des chefs ; la deuxième, à l'absence d'une comptabilité tenue à jour, présentant le tableau exact des opérations. Aussi n'ai-je rien épargné pour avoir à la tête de mon exploitation des hommes capables et en assez grand nombre pour que tout puisse être surveillé journellement et que la comptabilité puisse être toujours au courant. C'est quelques mille francs sans doute qu'il en coûte en plus ; mais aussi on est sûr de ce que l'on fait, et, ayant l'esprit libre de détails, on peut bien mieux voir l'ensemble. C'est ainsi que j'ai pu faire exécuter une partie de mes grands travaux sans être sur les lieux, et que depuis deux ans mon exploitation continue de fonctionner à ma satisfaction, bien que je sois presque toujours à Paris pour mon service.

Par l'exposé que je viens de faire des procédés agricoles et industriels suivis à Martinvast, on voit que l'on s'est tenu à la hauteur des derniers perfectionnements. Presque tout est nouveau dans cette exploitation; la majeure partie du sol qui provient des défrichements, les bâtiments ruraux, dont vingt-quatre sur trente et un, et ce sont les principaux, ont été construits à neuf, ainsi que les bâtiments consacrés aux moulins et usines au nombre de dix-huit : c'est principalement sous ce rapport que cet établissement est bon à faire connaître aux agriculteurs, surtout dans un moment où les hommes d'avenir dirigent leurs pensées et leurs efforts vers l'agriculture, si longtemps abandonnée à l'ignorance et à la routine.

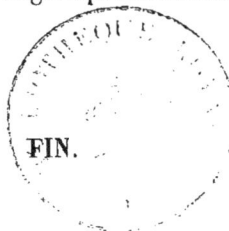

FIN.

PLAN
DU PARC DE MARTINVAST

PARIS 1842.

Légende

Echelle de
1 millim. pour 5 mètres ou de 5000.

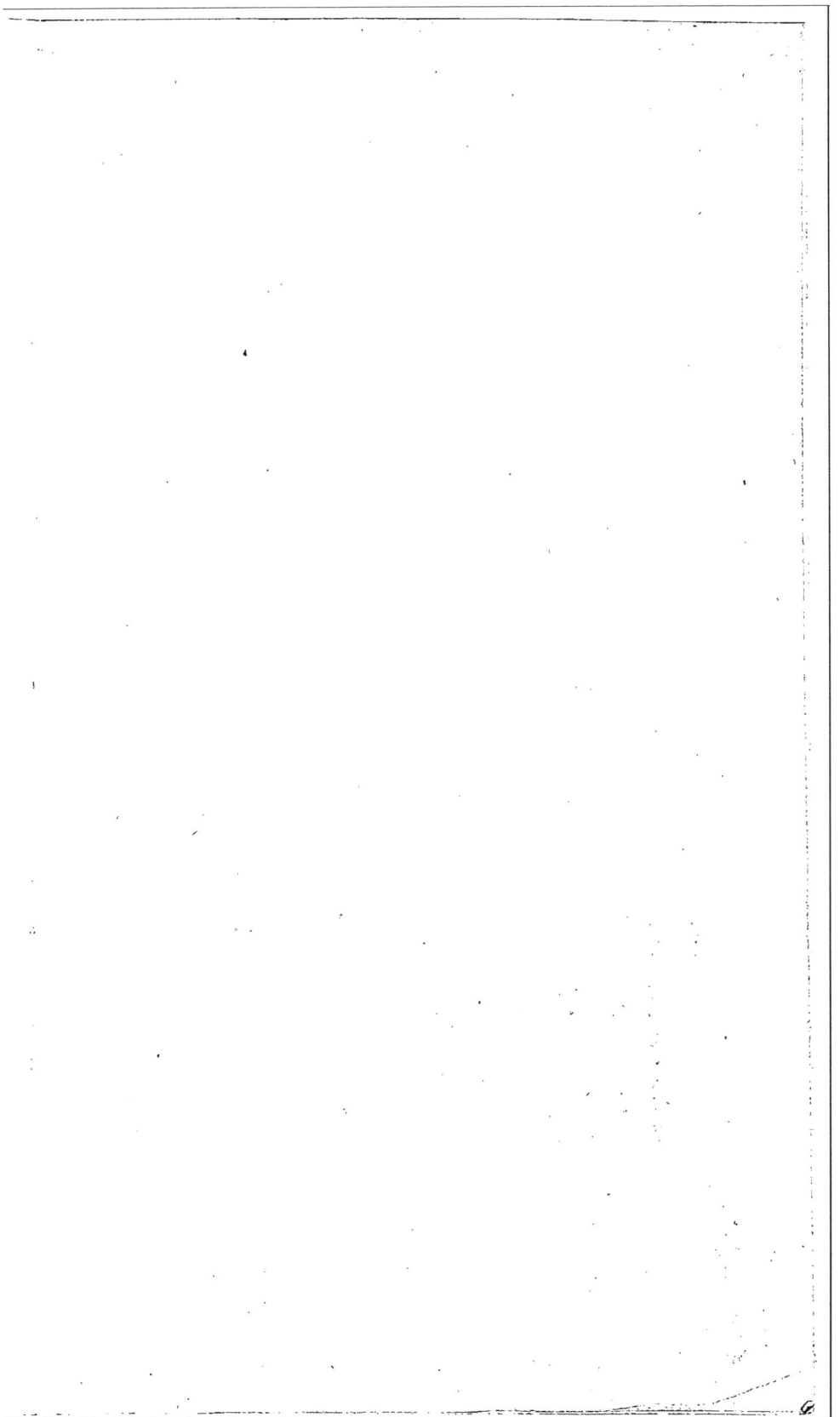

www.ingramcontent.com/pod-product-compliance
Lightning Source LLC
Chambersburg PA
CBHW071114210326
41519CB00020B/6291